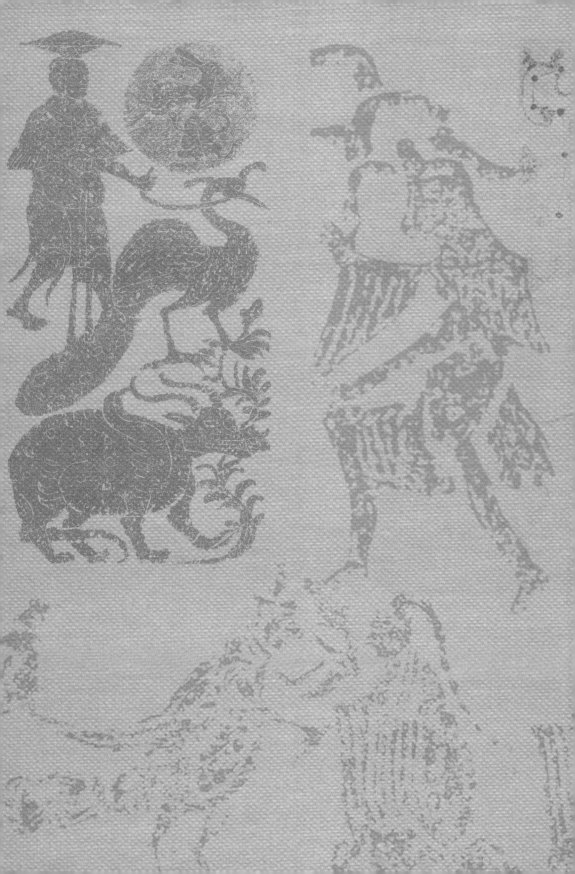

中国古医籍整理丛书

养 生 类 纂

宋·周守忠 编

奚飞飞 王旭东 校注

中国中医药出版社

·北 京·

图书在版编目（CIP）数据

养生类纂/（宋）周守忠编；奚飞飞，王旭东校注．—北京：中国
中医药出版社，2018.3（2020.11重印）

（中国古医籍整理丛书）

ISBN 978 – 7 – 5132 – 3667 – 6

Ⅰ. ①养… Ⅱ. ①周… ②奚… ③王… Ⅲ. ①养生（中医）– 中
国 – 宋 Ⅳ. ①R212

中国版本图书馆 CIP 数据核字（2016）第 238961 号

中国中医药出版社出版

北京经济技术开发区科创十三街 31 号院二区 8 号楼
邮政编码 100176
传真 010 – 64405750
廊坊市祥丰印刷有限公司印刷
各地新华书店经销

开本 710×1000 1/16 印张 18.5 字数 148 千字
2018 年 3 月第 1 版 2020 年 11 月第 2 次印刷
书 号 ISBN 978 – 7 – 5132 – 3667 – 6

定价 69.00 元
网址 www.cptcm.com

社 长 热 线 010 – 64405720
购 书 热 线 010 – 89535836
维 权 打 假 010 – 64405753

微信服务号 zgzyycbs
微商城网址 https://kdt.im/LIdUGr
官 方 微 博 http://e.weibo.com/cptcm
天猫旗舰店网址 https://zgzyycbs.tmall.com

如有印装质量问题请与本社出版部联系（010 – 64405510）

国家中医药管理局
中医药古籍保护与利用能力建设项目
组织工作委员会

主 任 委 员 王国强

副 主 任 委 员 王志勇　李大宁

执 行 主 任 委 员 曹洪欣　苏钢强　王国辰　欧阳兵

执行副主任委员 李　昱　武　东　李秀明　张成博

委 员

各省市项目组分管领导和主要专家

（山东省）武继彪　欧阳兵　张成博　贾青顺

（江苏省）吴勉华　周仲瑛　段金廒　胡　烈

（上海市）张怀琼　季　光　严世芸　段逸山

（福建省）阮诗玮　陈立典　李灿东　纪立金

（浙江省）徐伟伟　范永升　柴可群　盛增秀

（陕西省）黄立勋　呼　燕　魏少阳　苏荣彪

（河南省）夏祖昌　刘文第　韩新峰　许敬生

（辽宁省）杨关林　康廷国　石　岩　李德新

（四川省）杨殿兴　梁繁荣　余曙光　张　毅

各项目组负责人

王振国（山东省）　王旭东（江苏省）　张如青（上海市）

李灿东（福建省）　陈勇毅（浙江省）　焦振廉（陕西省）

蔡永敏（河南省）　鞠宝兆（辽宁省）　和中浚（四川省）

前　言

　　中医药古籍是传承中华优秀文化的重要载体，也是中医学传承数千年的知识宝库，凝聚着中华民族特有的精神价值、思维方法、生命理论和医疗经验，不仅对于传承中医学术具有重要的历史价值，更是现代中医药科技创新和学术进步的源头和根基。保护和利用好中医药古籍，是弘扬中国优秀传统文化、传承中医学术的必由之路，事关中医药事业发展全局。

　　1949 年以来，在政府的大力支持和推动下，开展了系统的中医药古籍整理研究。1958 年，国务院科学规划委员会古籍整理出版规划小组在北京成立，负责指导全国的古籍整理出版工作。1982 年，国务院古籍整理出版规划小组召开全国古籍整理出版规划会议，制定了《古籍整理出版规划（1982—1990）》，卫生部先后下达了两批 200 余种中医古籍整理任务，掀起了中医古籍整理研究的新高潮，对中医文化与学术的弘扬、传承和发展，发挥了极其重要的作用，产生了不可估量的深远影响。

　　2007 年《国务院办公厅关于进一步加强古籍保护工作的意见》明确提出进一步加强古籍整理、出版和研究利用，以及

"保护为主、抢救第一、合理利用、加强管理"的方针。2009年《国务院关于扶持和促进中医药事业发展的若干意见》指出，要"开展中医药古籍普查登记，建立综合信息数据库和珍贵古籍名录，加强整理、出版、研究和利用"。《中医药创新发展规划纲要（2006—2020)》强调继承与创新并重，推动中医药传承与创新发展。

2003~2010年，国家财政多次立项支持中国中医科学院开展针对性中医药古籍抢救保护工作，在中国中医科学院图书馆设立全国唯一的行业古籍保护中心，影印抢救濒危珍本、孤本中医古籍1640余种；整理发布《中国中医古籍总目》；遴选351种孤本收入《中医古籍孤本大全》影印出版；开展了海外中医古籍目录调研和孤本回归工作，收集了11个国家和2个地区137个图书馆的240余种书目，基本摸清流失海外的中医古籍现状，确定国内失传的中医药古籍共有220种，复制出版海外所藏中医药古籍133种。2010年，国家财政部、国家中医药管理局设立"中医药古籍保护与利用能力建设项目"，资助整理400余种中医药古籍，并着眼于加强中医药古籍保护和研究机构建设，培养中医古籍整理研究的后备人才，全面提高中医药古籍保护与利用能力。

在此，国家中医药管理局成立了中医药古籍保护和利用专家组和项目办公室，专家组负责项目指导、咨询、质量把关，项目办公室负责实施过程的统筹协调。专家组成员对古籍整理研究具有丰富的经验，有的专家从事古籍整理研究长达70余年，深知中医药古籍整理研究的重要性、艰巨性与复杂性，履行职责认真务实。专家组从书目确定、版本选择、点校、注释等各方面，为项目实施提供了强有力的专业指导。老一辈专家的学术水平和智慧，是项目成功的重要保证。项目承担单位山东中医药大学、南京中医药大学、上海中医药大学、福建中医药大学、浙江省中医药研究院、陕西省中医药研究院、河南省中医药研究院、辽宁中医药大学、成都中医药大学及所在省市中医药管理部门精心组织，充分发挥区域间互补协作的优势，并得到承担项目出版工作的中国中医药出版社大力配合，全面推进中医药古籍保护与利用网络体系的构建和人才队伍建设，使一批有志于中医学术传承与古籍整理工作的人才凝聚在一起，研究队伍日益壮大，研究水平不断提高。

本着"抢救、保护、发掘、利用"的理念，该项目重点选择近60年未曾出版的重要古医籍，综合考虑所选古籍的保护价值、学术价值和实用价值。400余种中医药古籍涵盖了医经、基础理论、诊法、伤寒金匮、温病、本草、方书、内科、外科、女科、儿科、伤科、眼科、咽喉口齿、针灸推拿、养生、医案医话医论、医史、临证综合等门类，跨越唐、宋、金元、明以迄清末。全部古籍均按照项目办公室组织完成的行业标准《中医古籍整理规范》及《中医药古籍整理细则》进行整理校注，绝大多数中医药古籍是第一次校注出版，一批孤本、稿本、抄本更是首次整理面世。对一些重要学术问题的研究成果，则集中收录于各书的"校注说明"或"校注后记"中。

"既出书又出人"是本项目追求的目标。近年来，中医药古籍整理工作形势严峻，老一辈逐渐退出，新一代普遍存在整理研究古籍的经验不足、专业思想不坚定等问题，使中医古籍整理面临人才流失严重、青黄不接的局面。通过本项目实施，搭建平台，完善机制，培养队伍，提升能力，经过近5年的建设，锻炼了一批优秀人才，老中青三代齐聚一堂，有效地稳定了研究队伍，为中医药古籍整理工作的开展和中医文化与学术的传承提供必备的知识和人才储备。

本项目的实施与《中国古医籍整理丛书》的出版，对于加强中医药古籍文献研究队伍建设、建立古籍研究平台，提高古籍整理水平均具有积极的推动作用，对弘扬我国优秀传统文化，推进中医药继承创新，进一步发挥中医药服务民众的养生保健与防病治病作用将产生深远影响。

第九届、第十届全国人大常委会副委员长许嘉璐先生，国家卫生计生委副主任、国家中医药管理局局长、中华中医药学会会长王国强先生，我国著名医史文献专家、中国中医科学院马继兴先生在百忙之中为丛书作序，我们深表敬意和感谢。

由于参与校注整理工作的人员较多，水平不一，诸多方面尚未臻完善，希望专家、读者不吝赐教。

国家中医药管理局中医药古籍保护与利用能力建设项目办公室
二〇一四年十二月

许 序

　　"中医"之名立，迄今不逾百年，所以冠以"中"字者，以别于"洋"与"西"也。慎思之，明辨之，斯名之出，无奈耳，或亦时人不甘泯没而特标其犹在之举也。

　　前此，祖传医术（今世方称为"学"）绵延数千载，救民无数；华夏屡遭时疫，皆仰之以度困厄。中华民族之未如印第安遭染殖民者所携疾病而族灭者，中医之功也。

　　医兴则国兴，国强则医强。百年运衰，岂但国土肢解，五千年文明亦不得全，非遭泯灭，即蒙冤扭曲。西方医学以其捷便速效，始则为传教之利器，继则以"科学"之冕畅行于中华。中医虽为内外所夹击，斥之为蒙昧，为伪医，然四亿同胞衣食不保，得获西医之益者甚寡，中医犹为人民之所赖。虽然，中国医学日益陵替，乃不可免，势使之然也。呜呼！覆巢之下安有完卵？

　　嗣后，国家新生，中医旋即得以重振，与西医并举，探寻结合之路。今也，中华诸多文化，自民俗、礼仪、工艺、戏曲、历史、文学，以至伦理、信仰，皆渐复起，中国医学之兴乃属必然。

迄今中医犹为国家医疗系统之辅，城市尤甚。何哉？盖一则西医赖声、光、电技术而于20世纪发展极速，中医则难见其进。二则国人惊羡西医之"立竿见影"，遂以为其事事胜于中医。然西医已自觉将入绝境：其若干医法正负效应相若，甚或负远逾于正；研究医理者，渐知人乃一整体，心、身非如中世纪所认定为二对立物，且人体亦非宇宙之中心，仅为其一小单位，与宇宙万象万物息息相关。认识至此，其已向中国医学之理念"靠拢"矣，虽彼未必知中国医学何如也。唯其不知中国医理何如，纯由其实践而有所悟，益以证中国之认识人体不为伪，亦不为玄虚。然国人知此趋向者，几人？

国医欲再现宋明清高峰，成国中主流医学，则一须继承，一须创新。继承则必深研原典，激清汰浊，复吸纳西医及我藏、蒙、维、回、苗、彝诸民族医术之精华；创新之道，在于今之科技，既用其器，亦参照其道，反思己之医理，审问之，笃行之，深化之，普及之，于普及中认知人体及环境古今之异，以建成当代国医理论。欲达于斯境，或需百年欤？予恐西医既已醒悟，若加力吸收中医精粹，促中医西医深度结合，形成21世纪之新医学，届时"制高点"将在何方？国人于此转折之机，能不忧虑而奋力乎？

予所谓深研之原典，非指一二习见之书、千古权威之作；就医界整体言之，所传所承自应为医籍之全部。盖后世名医所著，乃其秉诸前人所述，总结终生行医用药经验所得，自当已成今世、后世之要籍。

盛世修典，信然。盖典籍得修，方可言传言承。虽前此50余载已启医籍整理、出版之役，惜旋即中辍。阅20载再兴整理、出版之潮，世所罕见之要籍千余部陆续问世，洋洋大观。

今复有"中医药古籍保护与利用能力建设"之工程，集九省市专家，历经五载，董理出版自唐迄清医籍，都 400 余种，凡中医之基础医理、伤寒、温病及各科诊治、医案医话、推拿本草，俱涵盖之。

噫！璐既知此，能不胜其悦乎？汇集刻印医籍，自古有之，然孰与今世之盛且精也！自今而后，中国医家及患者，得览斯典，当于前人益敬而畏之矣。中华民族之屡经灾难而益蕃，乃至未来之永续，端赖之也，自今以往岂可不后出转精乎？典籍既蜂出矣，余则有望于来者。

谨序。

第九届、十届全国人大常委会副委员长

许嘉璐

二〇一四年冬

王 序

中医学是中华民族在长期生产生活实践中，在与疾病作斗争中逐步形成并不断丰富发展的医学科学，是中国古代科学的瑰宝，为中华民族的繁衍昌盛作出了巨大贡献，对世界文明进步产生了积极影响。时至今日，中医学作为我国医学的特色和重要医药卫生资源，与西医学相互补充、相互促进、协调发展，共同担负着维护和促进人民健康的任务，已成为我国医药卫生事业的重要特征和显著优势。

中医药古籍在存世的中华古籍中占有相当重要的比重，不仅是中医学术传承数千年最为重要的知识载体，也是中医为中华民族繁衍昌盛发挥重要作用的历史见证。中医药典籍不仅承载着中医的学术经验，而且蕴含着中华民族优秀的思想文化，凝聚着中华民族的聪明智慧，是祖先留给我们的宝贵物质财富和精神财富。加强对中医药古籍的保护与利用，既是中医学发展的需要，也是传承中华文化的迫切要求，更是历史赋予我们的责任。

2010 年，国家中医药管理局启动了中医药古籍保护与利用能力建设项目。这既是传承中医药的重要工程，也是弘扬优秀民族文化的重要举措，不仅能够全面推进中医药的有效继承和创新发展，为维护人民健康做出贡献，也能够彰显中华民族的璀璨文化，为实现中华民族伟大复兴的中国梦作出贡献。

相信这项工作一定能造福当今，嘉惠后世，福泽绵长。

国家卫生和计划生育委员会副主任

国家中医药管理局局长

中华中医药学会会长

王国强

二〇一四年十二月

王序

二

马 序

马
序

一

　　新中国成立以来，党和国家高度重视中医药事业发展，重视古籍的保护、整理和研究工作。自 1958 年始，国务院先后成立了三届古籍整理出版规划小组，分别由齐燕铭、李一氓、匡亚明担任组长，主持制订了《整理和出版古籍十年规划（1962—1972）》《古籍整理出版规划（1982—1990）》《中国古籍整理出版十年规划和"八五"计划（1991—2000）》等，而第三次规划中医药古籍整理即纳入其中。1982 年 9 月，卫生部下发《1982—1990 年中医古籍整理出版规划》，1983 年 1 月，中医古籍整理出版办公室正式成立，保证了中医古籍整理出版规划的实施。2002 年 2 月，《国家古籍整理出版"十五"（2001—2005）重点规划》经新闻出版署和全国古籍整理出版规划领导小组批准，颁布实施。其后，又陆续制定了国家古籍整理出版"十一五"和"十二五"重点规划。国家财政多次立项支持中国中医科学院开展针对性中医药古籍抢救保护工作，文化部在中国中医科学院图书馆专门设立全国唯一的行业古籍保护中心，国家先后投入中医药古籍保护专项经费超过 3000 万元，影印抢救濒危珍、善、孤本中医古籍 1640 余种，开展了海外中医古籍目录调研和孤本回归工作。2010 年，国家财政部、国家中医药管理局安排国家公共卫生专项资金，设立了"中医药古籍保护与利用能力建设项目"，这是继 1982~1986 年第一批、第二批重要中医药古籍整理之后的又一次大规模古籍整理工程，重点整理新中国成立后未曾出版的重要古籍，目标是形成并普及规范的通行本、传世本。

为保证项目的顺利实施，项目组特别成立了专家组，承担咨询和技术指导，以及古籍出版之前的审定工作。专家组中的许多成员虽逾古稀之年，但老骥伏枥，孜孜不倦，不仅对项目进行宏观指导和质量把关，更重要的是通过古籍整理，以老带新，言传身教，培养一批中医药古籍整理研究的后备人才，促进了中医药古籍保护和研究机构建设，全面提升了我国中医药古籍保护与利用能力。

作为项目组顾问之一，我深感中医药古籍保护、抢救与整理工作的重要性和紧迫性，也深知传承中医药古籍整理经验任重而道远。令人欣慰的是，在项目实施过程中，我看到了老中青三代的紧密衔接，看到了大家的坚持和努力，看到了年轻一代的成长。相信中医药古籍整理工作的将来会越来越好，中医药学的发展会越来越好。

欣喜之余，以是为序。

中国中医科学院研究员

马继兴

二〇一四年十二月

校注说明

　　《养生类纂》22 卷，宋代周守忠编，成书于南宋嘉定十三年（1220）。周守忠，又名守中，字榕庵、松庵，钱塘（今浙江杭州）人，生卒年失考，约生活于宋宁宗嘉定初前后（1161—1230）。周氏博览古今，兼通医理，著述颇丰，除本书外，尚著有《养生月览》《历代名医蒙求》《姬侍类偶》《古今谚》等。

　　书中取宋以前诸家养生之说，详细描述养生须知及各种宜忌，既有四时养生之论，又有趋吉避祸之谈，既有调摄阴阳之理，又有戒食养生之法，兼有药方服饮指南。

　　《养生类纂》原刻本已不见，现存较全的古代版本有 3 种，明成化十年（1474）钱塘谢颍刻本（简称"谢颍刻本"），明万历二十四年（1596）胡氏序刊映旭斋《寿养丛书》刻本（简称"寿养本"），明万历三十一年（1603）虎林胡氏文会堂《格致丛书》刻本（简称"格致本"）。经比较，谢颍刻本是明代初刻，时间最早且内容最完全（附《养生月览》），抄录工整，字形清晰，错误较少，故以其作为此次校注整理的底本；寿养本、格致本均为明代胡文焕刊行，两者字体格式完全一致，当是同一个雕版分别印刷于两部丛书，这两个版本错讹较多，且缺少食馔部与羽禽部内容，故作为主校本。

　　校注原则：

　　1. 底本为竖排繁体，今改为横排简体，并加现代通用标点。底本方药类"右等分""右几味"之"右"字，径改为"上"。

2. 凡底本中的繁体字，均改为规范简化字。

3. 凡底本中因刻致误之明显错别字或不清之文字，能辨认者则径改，不出校记；字形属一般笔画之误，如"日"与"曰"、"已"与"巳"、"天"与"夭"等，予以径改，不出校记。

4. 古体字、异体字、俗写字、手写体等，一律改为正体字，如"橅"改为"模"，"疎"改为"疏"，"囙"改为"因"等，不出校，生僻者出注说明；讹误字则视具体情况，根据充分者改原文并出校，其他的则只出校而不改原文；注释侧重于疑难字词和短语的释义，一般不做医理上的解释，除少数必要者外，一般不加书证。

5. 书中多次出现的生僻字、难字、异读字，只在首见时加注，进行注音和释义，采用汉语拼音加直音法注音。

6. 底本中的通假字，出校说明通假关系，并征引书证注释。

7. 底本中漫漶不清、难以辨认的文字，以虚缺号"□"按所脱字数一一补入，并在校记中说明"某书作某"。

8. 底本原无全书目录，除前三卷外，每卷之前有分卷目录。为了便于检阅，今据前三卷正文内容及其他分卷目录重新编排为总目录，置于正文之前；底本书后所附《养生月览》的目录也移置文前总目录。

9. 底本中食品、药物名径改为现代通用名，不出注。如"菉豆"改为"绿豆"，"牛旁"改为"牛蒡"，"末利"改为"茉莉"等。丸剂中称"圆"者，径改为"丸"。

10. 原书分卷无标题的，根据阅读的需要酌情提取标题。如卷第十一标题"屋寓部"原脱，据正文提取。

11. 原书卷次前有书名"养生类纂"字样，今一并删去；分卷卷次后有"松庵周守忠纂集，乡贡进士钱塘县知县樵阳谢颍校正重刊"字样，今一并删去。

重刊《养生延寿》诸书引

　　昔松庵周守忠编集《养生延寿》诸书，其示人之意至详尽矣。年远书亡，世无传者，学道之士良可叹焉。迨我国初，藩府虽有刻本，奈何字迹微若粟粒，中间多所模糊，不便于览者。每欲易书重刻，以事繁剧辄止，间得乡贡进士沈澄文渊者慨然，肯为亲书，不弥月果得录出见示。余喜其字画疏朗，遂以所录本僦工锓梓①以传用，为四方好事君子修德造道万一之助云。

　　　　时成化甲午孟秋②文林郎乡贡进士知钱唐③县事樵阳谢颍谨识

　　① 僦（jiù 旧）工锓（qǐn 寝）梓：雇佣工匠，雕版印刷。僦，租、雇；锓，刻。

　　② 孟秋：秋季的第一个月，农历七月。

　　③ 钱唐：浙江钱塘之旧称。唐武德四年（621），为避国号讳，改钱唐为钱塘。

目 录

卷第一

养生部一

总叙养生上

夫人禀二仪之气，成四大之形。愚智贵贱则别，好养贪生不异。贫迫者力微而不达，富贵者侮傲而难恃，性愚者未悟于全生，识智者或先于名利，自非至真之士，何能保养生之理哉？其有轻薄之伦，亦有矫情冒俗，口诵其事，行已违之。设能行者，不逾晦朔，即希长寿，此亦难矣。是以达人，知富贵之骄傲，故屈迹而下人；知名利之败身，故割情而去欲；知酒色之伤命，故量事而撙节①；知喜怒之损性，故豁情以宽心；知思虑之销神，故损情而内守；知语烦之侵气，故闭口而忘言；知哀乐之损寿，故抑之而不有；知情欲之窃命，故忍之而不为。若加之寒温适时，起居有节，滋味无爽，调息有方，精气补于泥丸，魂魄守藏，和神保气，吐故纳新，嗜欲无以干其心，邪淫不能惑其性，此则持身之上品，安有不延年者哉。《云笈七签》

形者，气之聚也，气虚则形羸；神者，精之成也，精虚则神悴。形者，人也，为万物之最灵；神者，生也，是天地之大德。最灵者万物之首，大德者为天地之宗。万物以停育②为先，天地以清净是务。故君子养其形而爱其神，敬其人而重其生，莫不禀于自然，从于自在，不过劳其形，不妄役其神。同上

夫人只知养形，不知养神；不知爱神，只知爱身。殊不知

---

① 撙（zǔn 傅）节：抑制，克制。
② 停育：化育，养育。停，抚育。

形者，载神之车也，神去即人死，车败则马奔，自然之至理也。同上

五色重而天下爽，珠玉贵而天下劳，币帛通而天下倾。是故五色者，陷目之锥；五音者，塞耳之椎；五味者，截舌之斧。同上

谯国①华佗②善养性，弟子广陵吴普、彭城樊阿，授术于佗。佗尝语普曰："人体欲得劳动，但不当使极耳。人身常摇动，则谷气消，血脉流通，病不生。譬犹户枢不朽是也。"同上

人所以得全生命者，以元气属阳，阳为荣；以血脉属阴，阴为卫。荣卫常流，所以常生矣。亦曰：荣卫③即荣华气脉，如树木芳荣也。荣卫脏腑，爱护神气，得以经营，保于生路。又云：清者为荣，浊者为卫。荣行脉中，卫行脉外，昼行于身，夜行于脏，一百刻五十周，至平旦大会两手寸关尺。阴阳相贯常流，如循其环，始终不绝。绝则人死，流则人生。故当运用调理，爱惜保重，使荣卫周流，神气不竭，可与天地同寿矣。《元气论》

树衰培土，阳衰阴补。含④育元气，慎莫失度。（注云）无情莫若木，木至衰朽，即尘土培之，尚得再荣。又见以嫩枝接续老树，亦得长生，却为芳嫩。用意推理，阳衰阴补，是亦宜尔。衰阳以少阴补而不失，取其元气津液引于我身，即颜复童矣。童女少女，正气未散，元和綩⑤一，遇之修炼，其功百倍，切忌自己元气流奔也。出罗公远《三峰歌》

---

① 谯国：今安徽亳州。
② 华佗：原作"华陀"，据《后汉书·方术传下·华佗》改。下同。
③ 荣卫：此前原重"荣卫"二字，据《古今医统大全》卷九十九删。
④ 含：原字版蚀，据寿养本补。
⑤ 綩（mán 蛮）：连。

人之情性为利欲之所败，如冰雪之曝日，草木之沾霜，皆不移时而消坏矣。冰雪以不消为体，而盛暑移其真；草木以不凋为质，而大寒夺其性。人有久视之命，而嗜欲灭其寿。若能导引尽理，则长罔极①。《保圣纂要》

神者，魂也，降之于天；鬼者，魄也，经之于地。是以神能服气，形能食味。气清则神爽，形劳则魄浊。服气者绵绵而不死，身飞于天；食味者混混而殂，形归于地，理之自然也。同上

专精养神，不为物杂，谓之清；反神服气，安而不动，谓之静。制念以定志，静身以安神，保气以存精。思虑兼忘，冥想内视，则身神并一。身神并一，则近真矣。《仙经》

有者因无而生，形者须神而立。故有为无之宫，形者神之宅，莫不全宅以安生，修身以养神。若气散归空，游魂为变。火之于烛，烛靡则火不居；水之于堤，堤坏则水不存。魂劳神散，气竭命终矣。同上

我命在我，不在于天。但愚人不能知此道为生命之要，所以致百病风邪者，皆由恣意极情，不知自惜，故虚损生也。譬如枯杇之木，遇风即折；将崩之岸，值水先颓。今若不能服药，但知爱精节情，亦得一二百年寿也。同上

夫禀气含灵，惟人为贵。人所贵者，盖贵于生。生者神之本，形者神之具。神大用则竭，形大劳则毙。若能游心虚静，息虑无为，候元气于子时②，道引③于闲室，摄养无亏，兼饵良药，则百年嗜寿，足常分也。如恣意以耽声色，役智而图富贵，

①　罔极：无极，无穷尽。
②　时：此前原衍"候"字，据《古今医统大全》卷九十九删。
③　道引：即导引。

得丧①萦于怀抱，躁扰未能自遣，不拘礼度，饮食无节，如斯之流，宁免夭伤之患也？《养生延命录②·序》

人生而命有长短者，非自然也，皆由将身不谨，饮食过差，淫泆③无度，忤逆阴阳，魂神不守，精竭命衰，百病萌生，故不终其寿。《养生延命录》

五谷充饥体而不能益寿，百药疗疾延年而不能甘口。充饥甘口者，俗人之所珍；苦口延年者，道士之所宝。同上

百病横夭，多由饮食。饮食之患，过于声色。声色可绝之逾年④，饮食不可废之一日。为益亦多，为患亦多⑤。同上

体欲常劳，食欲常少。劳无过极，少无过虚。去肥浓，节咸酸，减思虑，损喜怒，除驰逐，慎房室，武氏行之有效。同上

人受气，虽不知方术，但养之得理，常寿一百二十岁。不得此者，皆伤之也。少复晓道，可得二百四十岁；复微加药物，可得四百八十岁。同上

养寿之法，但莫伤之而已。夫冬温夏凉，不失四时之和，所以适身也。重衣厚褥，体不堪苦，以致风寒之疾；厚味脯腊，醉饱厌饫⑥，以致聚结之疾；美色妖丽，嫔⑦妾盈房，以致虚损之祸；淫声哀音，怡心悦耳，以致荒耽之惑；驰骋游观，弋猎原野，以致荒狂之失；谋得战胜，兼弱取乱，以致骄逸之败。

① 得丧：得失。
② 养生延命录：原作"养生延年录"，据《养性延命录·序》改。《养生延命录》即梁代陶弘景所著《养性延命录》。
③ 淫泆（yì易）：放荡，淫乱。
④ 年：原作"虽"，据《养性延命录》改。
⑤ 亦多：原脱，据《古今医统大全》卷九十九补。
⑥ 厌饫（yù玉）：吃饱，吃腻。
⑦ 嫔：原作"宾"，据《养性延命录》教诫篇改。

盖圣贤或失其理也，然养生之具，譬如水火，不可失适，反为害耳。同上

喜怒损志，哀戚损性，荣华惑德，阴阳竭精，皆学道之大忌，仙法之所疾也。虽还精胎息，仅而补之，内虚已彻，犹非本真。《真诰》

善摄生者，卧起有四时之早晚，兴居有至和之常制；调利①筋骨，有偃仰②之方；杜疾③闲邪④，有吞吐之术；流行营卫，有补泻之法；节宣劳逸，有与夺之要。忍怒以养阴气，抑喜以养阳气。然后先将草木以救亏缺⑤，服金丹以定不穷。养性之道尽于此矣。《禁忌篇》

食能排邪而安脏腑，神能爽志以资血气。摄生者，气正则味顺，味顺则神气清，神气清则合真之灵全，灵全则五邪百病不能干也。故曰：水浊鱼瘦，气昏人病。夫神者生之本，本者生之具。大用则神劳，大劳则神疲也。《摄生月令》

食谷者，智慧聪明；食石者，肥泽不老，谓炼五色食也；食芝者，延年不死；食元气者，地不能埋，天不能杀。是故食药者，与天地相配，日月并列。《神农经》

少不勤行，壮不竞时，长而安贫，老而寡欲，闲心劳形，养生之方也。《列子》

或疑者云：始同起于无外，终受气于阴阳，载形魄于天地，资生长于食息，则有愚有智，有强有弱，有寿有夭，天耶？人

卷 第 一

一五

① 调利：原脱，据《抱朴子·极言》补。
② 偃（yǎn 眼）仰：身体前屈后仰。
③ 杜疾：原脱，据《抱朴子·极言》补。杜，杜绝。
④ 闲邪：防止邪恶。闲，防止、禁止。
⑤ 缺：原作"欿"，形近之误，据寿养本改。

耶？解者曰：夫形生愚智，天也；强弱寿夭，人也。天道自然，人道自已。始而胎气充实，生而乳食有余，长而滋味不足，壮而声色有节者，强而寿；始而胎气虚耗，生而乳食不足，长而滋味有余，壮而声色自放者，弱而夭。生长全足，加之导养，年未可量。《大有经》

夫神者生之本，形者生之具也。神大用则竭，形大劳则毙，神形早衰，欲与天地长久，非所闻也。故人所以生者，神也；神之所托者，形也。神形离别则死，死者不可复生，离者不可复返，故乃圣人重之。夫养生之道，有都领大归，未能具其会者，但思每与俗反，则暗践胜辙，获过半之功矣。有心之徒，可不察欤？《太史公司马论》

世人不终耆寿，咸多夭殁者，皆由不自爱惜，忿争尽意，邀名射利。聚毒攻神，内伤骨髓，外乏筋肉，血气将无，经脉便壅。内里空疏，惟招众疾，正气日衰，邪气日盛矣。不异举沧波①以注②爝火③，颓华岳而断涓流，语其易也，甚于兹矣。《名医叙病论》

昼无事者夜不梦。张道人年百数十，甚翘④壮也。云：养性之道，莫久行、久坐、久卧、久视⑤、久听，莫强食饮，莫大沉⑥醉，莫大愁忧，莫大哀⑦思，此所谓能中和。能中和者，必久寿也。《慎子》

---

① 沧波：大海。
② 注：原作"炷"，形近之误，据《千金翼方·叙虚损论》改。
③ 爝（jué 决）火：炬火，小火。
④ 翘（qiáo 桥）：突出，特别。
⑤ 久视：原脱，据《养性延命录》教诫篇补。
⑥ 沉：原脱，据《养性延命录》教诫篇补。
⑦ 哀：原作"夜"，形近之误，据《养性延命录》教诫篇改。

人生大期，百年为限。节护之者，可至千岁，如膏之用小炷与大耳。众人大言而我小语，众人多烦而我少记，众人悖暴而我不怒。不以人事累意，不修君臣之义，淡然无为，神气自满，以为不死之药，天下莫我知也。无谓幽冥，天知人情；无谓暗昧，神见人形。心言小语，鬼闻人声；犯禁满千，地收人形。人为阳善，正人报之；人为阴善，鬼神报之。人为阳恶，正人治之；人为阴恶，鬼神治之。故天不欺人依以影，地不欺人依以响。《养生延命录》

气者，身之根也。鱼离水必死，人失道岂存？是以保生者务修于气，爱气者务保于精。精气两存，是名保真。《延陵君修养大略》

修身之法，保身之道，因气养精，因精养神，神不离身乃常健。《太上老君说内丹经》

眼多视则贪资，口多言则犯难，身多动则淫贼，心多饰则奢侈，未有用此四多而天下成治者也。《仙传拾遗》

五色令人目盲，五音令人耳聋，五味令人口爽，驰骋田猎令人心发狂，难得之货令人行妨，是以圣人为腹不为目①，故去彼取此。《老子》

道者，气也，宝气得道长存；神②者，精也，宝精则神明长生。精者，血③脉之川流，守骨之灵神。精去则骨枯，骨枯则死矣。是以为道者，务宝其精。《太平御览》

至道之精，窈窈冥冥；至道之极，昏昏默默。无视无听，抱神以静，形将自正。必静必清，无劳汝形，无摇汝精，乃可

① 目：原作"自"，形近之误，据寿养本改。
② 神：原作"秘"，据《太平御览》卷七二〇改。
③ 血：原作"川"，据《太平御览》卷七二〇改。

以长生。目无所见，耳无所闻，心无所知，汝神将守形，形乃长生。《庄子》

圣人休休焉则平易矣，平易则恬惔矣，平易恬惔则忧患不能入，邪气不能袭，故其德全而神不亏。同上

养志者忘形，养形者忘利，致道者忘心矣。同上

目欲视①色，耳欲听声，口欲察味，志气欲盈。人上寿百岁，中寿八十，下寿六十。除病瘦死丧忧患，其中开口笑者，一月之中不过四五日而已矣。天与地无穷，人死者有时。操有时之具而托于无穷之间，忽然无异骐骥之驰过隙也。不能悦其志意，养其寿命者，皆非通道者也。同上

凝心虚形，内观洞房，抱玄念神，专守真一者，则头发不白，秃者更须。未有以百思缠胸，寒热破神，营此官务，当此风尘，口言凶吉之会，身排得失之门。众忧若是，万虑若此，虽有真心为不笃，抱道不行，握宝不用，而自然望头不白者，亦希闻也。《真诰》

眼者身之镜，耳者体之牖②。视多则镜昏，听众则牖闭。面者神之庭，发者齿之华。心悲则面焦，脑减则发素。所以精元内丧，丹精损竭也。精者，体之神明、身之宝，劳多则精散，营竟则明消，所以老随气落，耄已及之。同上

虚妄者，德之病；华炫者，身之灾；滞者，失之首；耻者，体之钥。遣此四难，然后始可以问道耳。同上

为道当令三关恒调，是根精固骨之道也。三关者，口为天关，足为地关，手为人关，谓之三关。三关调则五脏安，五脏

---

① 视：原作"听"，据《庄子·杂篇·盗跖》改。

② 牖（yǒu 有）：窗户。

安则举身无病。同上

夫可久于其道者，养生也；常可与久游者，纳气也。气全则生存，然后能养至；养至则合真，然后能久登。生气之二域，望养全之寂寂，万物玄黄，尽假寄耳，岂可不勤之哉。气全则辟鬼邪，养生则辟百害，入军不逢甲兵，山行不触虎兕①，此之谓矣。同上

衰年体羸，多为风寒所乘。当深颐养，晏此无事。上味玄元，栖守绛津。体寂至达，心研内观，屏波方累，荡濯他念，乃始近其门户耳。苦忧累多端，人事未省，虽复憩灵空洞，存心淡泊缠绵，亦弗能达也。渔阳田豫曰："人以老驰车轮者，譬犹钟鸣漏尽，而夜行不休，是罪人也。"以此喻老，嗜好行来，屑屑②与年少为党耳。若今能誓不复行者，则立愈矣。如其不尔，则疾与年阶，可与心共议耶？同上

礼年七十悬车③。悬车者，以年薄虞渊，如日之亥④，体气就损，神候方落，不可复劳形躯于风尘，役方寸于外物矣。同上

夫学道，惟欲默然养神，闭气使极，吐气使微，又不得言语⑤，大呼唤，令人神气劳损，如此以学，皆非养生也。同上

夫学生⑥之道，当先治病，不使体⑦有虚邪，及血少脑减，

---

① 兕（sì 四）：犀牛。

② 屑屑：特意。

③ 悬车：致仕，辞官。古人一般至七十岁辞官家居，废车不用，故云。

④ 亥：夜里九点至十一点。

⑤ 言语：《真诰》卷十协昌期第二同。此上《正统道藏·洞真太上三元流珠经·上清真人冯先生口诀》《普济方》卷二二八有"多"字。

⑥ 学生：即学习养生。非现代意义的"学生"。

⑦ 体：原作"休"，形近之误，据寿养本改。

津液秽滞也。不先治病，虽服食行气，无益于身。同上

心欲安静，虑欲深远。心安静则神策生，虑深远则计谋成。心不欲躁，虑不欲浅。心躁则精神滑，虑浅则百事倾。

全汝形，抱汝生，无使汝思虑营营，若此①绪年②，或可以及此言。出《亢仓子》。注云：营营，运动不息也；绪，终也。全形抱生，不运思虑，虚心冥寂，道自居之。若此终③年，可及此言也。

水之性清，吐者扣之，故不得清；人之性寿，物者扣之，故不得寿。扣，乱也。人性寿者，为外物所乱，使不终天年，物也者，所以养性也。今代之盛者，多以性养物，则不知轻重也。是故圣人之于声色滋味也，利于性则圣之，害于性则捐④之，此全性之道也。同上

导筋骨则形全，剪情欲则神全，靖言语则福全。同上

夫香美脆味，厚酒肥肉，甘口而疾形；曼理皓齿，悦情而损精。故云：泰甚去泰，身乃无害。《韩非子》

水之性欲清，沙石秽之；人之性欲平，嗜欲害之。惟圣人能遗物反已。《文子》

夫喜怒者道之衰也，忧悲者德之失也，好憎者心之过也，嗜欲生之累也。人大怒破阴，大喜坠阳，薄气发喑，惊怖为狂，忧悲焦心，疲⑤乃成疾。人能除此五者，即合于神明。神明者得其内，得其内者五脏宁，思虑平，耳目聪明，筋骨劲强。同上

---

① 此：原作"比"，形近之误，据《庄子·杂篇·庚桑楚》改。
② 绪年：余年。
③ 终：原脱，据寿养本补。
④ 捐：舍弃，抛弃。
⑤ 疲：原作"疾"，形近之误，据寿养本改。

学道之人，聊且均调喜怒之情。虽有喜，勿至荡动湛然之性；虽有怒，勿至结滞浩然之气。出《耄智余书》

遣妄情，如刀之伐树，非一斧可倒；求真理，如食之充肠，非一口可饱。修道积功，大率如此。同上

灌园所以养蔬也，驱禽所以养果也。养生之士，岂不如养蔬、养果之人乎？较其理之轻重何如哉？同上

养生部二

总叙养生中

养生大要，一曰啬①神，二曰爱气，三曰养形，四曰导引，五曰言语，六曰饮食，七曰房室，八曰反俗，九曰医药，十曰禁忌。过此以往，义可略焉。《养生集叙》

人不欲使乐，乐人不寿。但当莫强为力所不任，举重引强，掘地苦作，倦而不息，以致筋骨疲竭耳。然劳苦②胜于逸乐也，能从朝至暮，常有所为，使之不息乃快。但觉极，当息，息复为之。此与导引无异也。夫流水不腐，户枢不朽者，以其劳动数故也。饱食不用坐与卧，欲得行步，务作以散之。不尔，使人得积聚不消之疾，及手足痹蹶、面目鼾皱，必损年寿也。《养生延命录》

先除欲以养情，后禁食以存命。是知食胎气，饮灵元，不死之道，返童还年，此盖圣人之所重也。《太清中黄真经》

我命在我，保精爱气，寿无极也。《仙经》

无劳尔形，无摇尔精，归心静默，可以长生。同上

一阴一阳谓之道，三元二合谓之丹，溯流补脑谓之还，精化为气谓之转。一转一易一益，每转延一纪③之寿，九转延一百八岁。同上

---

① 啬（sè色）：爱惜。
② 苦：原作"若"，形近之误，据寿养本改。
③ 一纪：十二年。

阴阳之道，精液为宝，谨而守之，后天而老。同上

子欲长生，当由所生之门，游处得中，进退得所，动静以法，去留以度，可以延命而愈疾矣。同上

以金理金，是为真金；以人理人，是为真人。人常失道，非道失人；人常去生，非生去人。要常养神，勿失生道，长使道与生相保，神与生相保，则形神俱久矣。同上

故性命之限，诚有极也；嗜欲之性，固无穷也。以有极之性命，逐无穷之嗜欲，亦自毙之甚①矣。《元气论》

德以②形为车，道以气为马，魂以精为根，魄以气为户。形劳则德散，气越则道叛，精消魂散，气动③魄微。是以静形爱气，全精宝视，道德凝④密，魂魄固守。《云笈七签》

夫⑤长生久视，未有不爱精保气能致之。阴丹内御之道，世莫得知。虽务于气，而不解绝情欲，亦未免殃矣。《切真先生服内元气诀法》

天地以生成为德，有生所甚重者身也。身以安乐为本，安乐所以致者，以保养为本。世之人必本其本，则本必固。本既固，疾病何由而生？夭横何由而至？此摄生之道，无逮⑥于此。夫草木无知，犹假灌溉。矧⑦人为万物之灵，岂不资以保养？然保养之义，其理万计，约而言之，其术有三：一养神，二惜

---

① 甚：原作"而"，据《元气论》引《仙经》改。又，《古今医统大全》卷九十九作"而已"。

② 以：原作"之"，有违体例，据《古今医统大全》卷九十九改。

③ 动：原作"勤"，据《古今医统大全》卷九十九改。

④ 凝：原作"疑"，据寿养本改。

⑤ 夫：原作"天"，据《古今医统大全》卷九十九改。

⑥ 逮：到，及。

⑦ 矧（shěn 审）：况且。

气，三堤①疾。忘情去智，恬惔虚无，离事全真，内外无寄。如是则神不内耗，境不外惑，真一不杂，神自宁矣，此养神也；抱一元之本根，固归真之精气，三焦定位，六贼忘形，识界既空，大同斯契，则气自定矣，此惜气也；饮食适时，温凉合度，出处无犯于八邪，癙瘵不可以勉强，则身自安矣，此堤疾也。三者甚易行，然人自以谓难行而不肯行。如此，虽有长生之法，人罕敦尚，遂至永谢。是以疾病交攻，天和顿失，圣人悯之。

《本草衍义总论》

　　夫安乐之道，在能保养者得之。况招来和气之药少，攻决②之药多，不可不察也。是知人之生须假保养，无犯和气，以资生命。缘③失将护，便致病生。苟或处治乖方，旋见颠越。防患须在闲日，故曰：安不忘危，存不忘亡。此圣人之预戒也。同上

　　摄养之道，莫若守中，守中则无过与不及之害。《经》曰：春秋冬夏，四时阴阳，生病起于过用。盖不适其性而强云为，逐强处即病生。五脏受气，盖有常分，用之过耗，是以病生。善养生者，既无过耗之弊，又能保守真元，何患乎外邪所中也？故善服药，不若善保养；不善保养，不若善服药。世有不善保养，又不善服药，仓卒病生，而归咎于神天。噫！是亦未常思也，可不谨欤？同上

　　夫未闻道者，放逸其心，逆于生乐，以精神徇智巧，以忧畏徇得失，以劳苦徇礼节，以身世徇财利，四徇不置，心为之病矣；极力劳形，噪暴气逆，当风纵酒，食嗜辛咸，肝为之病

---

① 堤：堤防。
② 决：《古今医统大全》卷九十九作"伐"，义长。
③ 缘：原作"綌"，据《古今医统大全》卷九十九改。

矣；饮食生冷，温凉失度，久坐久卧，大饱大饥，脾为之①病矣；呼叫过常，辩争陪答，冒犯寒暄，恣食咸苦，肺之为病矣；久坐湿地，强力入水，纵欲劳形，三田②漏溢，肾为之病矣。五病既作，故未老而羸，未羸而病，病至则重，重则必毙。呜呼！是皆弗思而自取之也。卫生之士，须谨此五者，可致终身无苦。《经》曰不治已病治未病，正为此矣。同上

夫善养生者养内，不善养生者养外。养外者实外，以充快悦泽、贪欲恣情为务，殊不知外实则内虚也。善养内者实内，使脏腑安和，三焦各守其位，饮食常适其宜。故庄周曰："人之可畏者，衽席③饮食之间，而不知为之戒者，过也。若能常如是畏谨，疾病何缘而起？寿考④焉得不长？贤者造形而悟，愚者临病不知，诚可畏也。"同上

夫人之生以气血为本，人之病未有不先伤其气⑤血者。世有童男童女，积想在心，思虑过当，多致劳损。男则神色先散，女则月水先闭。何以致然？盖愁忧思虑则伤心，心伤则血逆竭，血逆竭故神色先散，而月水先闭也。火既受病，不能荣养其子，故不嗜食；脾既虚，则金气亏，故发嗽；嗽既作，水气绝，故血肢干；木气不充，故多怒，鬓发焦筋痿。俟五脏传遍，故卒不能死，然后死矣。同上

黄帝问岐伯曰："余闻上古之人，春秋皆度百岁，而动作不衰；今时之人，年至半百而动作皆衰者，时世异耶？人将失之

---

① 为之：原作"之为"，据《古今医统大全》卷九十九改。下同。
② 三田：道家谓两眉间为上丹田，膻中为中丹田，脐下为下丹田，合称三丹田或三田。
③ 衽（rèn 认）席：卧席。
④ 寿考：寿数，寿命。
⑤ 气：原作"无"，诸本同，据《本草衍义·衍义总叙》改。

也?"岐伯对曰："上古之人，其知道者，法于阴阳，和于术数，食饮有节，起居有常，不妄作劳，故能形与神俱，而尽终其天年，度百岁乃去。今时之人不然也，以酒为浆，以妄为常，醉以入房，以欲竭其精，以好散其真。不知持满，不时御神，务快其心，逆于生乐，起居无节，故半百而衰也。"《黄帝素问》

夫有四时五行，以长生收藏，以生寒暑燥湿风。人有五脏，化为五气，以生喜怒悲忧恐。故喜怒伤气，寒暑伤形，暴怒伤阴，暴喜伤阳。厥气上行，满脉去形。喜怒不节，寒暑过度，生乃不固。故重阴必阳，重阳必阴。故曰：冬伤于寒，春必病温；春伤于风，夏必飧泄①；夏伤于暑，秋必病疟；秋伤于湿，冬必咳嗽。同上

王充②年渐七十，乃作养生之书，凡十六篇。养气自守，闭明塞聪，爱精自补，服药导引，庶几获道。《会稽典录》

太上养神，其次养形。神清意平，百节皆宁，养生之本也。肥肌肤，充腹肠，开嗜欲，养生之末也。《文子》

神不③注于外则身全，全之谓得。得者，得身也。《韩子》

凡生之长也，顺之也；使生不顺者，欲也。故圣人必先适欲。（适，节也。）室大则多阴，台高则多阳。多阴则蹶，多阳则痿。蹶者，逆寒疾也，痿躄不能行，此阴阳不适之患也。是故先王不处大室，不为高台，味不众珍，衣不燀热④。热⑤则理

---

① 飧（sūn 孙）泄：大便泄泻清稀，并有不消化的食物残渣。飧，原作"湌"，据《伤寒杂病论》改。

② 王充：东汉哲学家，代表作有《论衡》。

③ 神不：原二字版蚀，据寿养本补。

④ 衣不燀（chǎn 产）热：原作"春不燀热"，诸本同，据《吕氏春秋·孟春纪》改。

⑤ 热：底本无，诸本同，据补。

塞，（脉则闭结）理塞则气不达；味众珍则胃充，胃充则中大鞔①，中大鞔则气不达。以此求长生，其可得乎?《吕氏春秋》

天生阴阳，寒暑燥湿，四时之化，万物之变，莫不为利，莫不为害。圣人察之以便生，故精神安乎形，而年寿长焉。长也者，非短而续之者也，毕其数也。毕数之务，在去乎害。何谓去害？大甘、大酸、大苦、大辛、大咸，五者充形，则生害矣；大喜、大怒、大忧、大恐、大哀，五者接神，则生害矣；大寒、大热、大燥、大湿、大风、大雾，六者动精，则生害矣。诸言大者，皆谓过制。故凡养生，莫若知本，则疾无由至矣。同上

劳者，劳于神气；伤者，伤于形容。饥饱过度则伤脾，思虑过度②则伤心，色欲过度则伤肾，起居过常则伤肝，喜怒悲愁过度则伤肺。又风寒暑湿则伤于外，饥饱劳役则败于内。昼感之则病荣，夜感之则病卫。荣卫③经行，内外交运，而各从其昼夜，始劳于一，一起为二，二④传于三，三通于四，四干其五，五复犯一。一至于五，邪乃深藏，真气因失，使人肌肉消，神气弱，饮食减，行步难。及⑤其如此，则虽有命，亦不能生也。华佗《中藏经》

夫人禀天地阴阳而生者。盖天有六气，人有三阴三阳，而上奉之；地有五行，人以五脏五腑，而下应之。于是资生皮肉筋骨、精髓血脉、四肢九窍、毛发齿牙唇舌，总而成体。外则

① 鞔（mèn 闷）：通"懑"，闷胀。
② 度：底本无，据寿养本补。
③ 荣卫：底本无，诸本同，据《中藏经》补。
④ 二：底本无，据《古今医统大全》卷九十九补。
⑤ 及：原作"反"，据寿养本改。

气血循环，流注经络，喜伤六淫；内则精神魂魄志意思，喜伤七情。六淫者，寒暑燥湿风热是；七情者，喜怒忧思悲恐惊。若持护得宜，怡然安泰。役冒非理，百疴①生焉。《三因极一方论》

物之最灵，惟其人也。身者，乃神化之本。精于人也，若水浮航；气于人也，如风扬尘；神于人也，似野马聚空。水涸则航止，风息则尘静，野马散而大空长有。精能固物，气能盛物，精气神三者，心可不动。其变化也，外忘其形，内养其神，是谓登真之路。嗜欲纵乎心，孰能久去？哀乐伤乎志，孰能久忘？思虑役乎神，孰能久无？利禄劳乎身，孰能久舍？五味败乎精，孰能久节？酒醴乱乎情，孰能久绝？食佳肴，饮旨酒，顾以姝丽，听以淫声，虽精气强而反祸于身，耳目快而致乱于神，有百端之败道，夫一芥而希真，安有养身之验耳？夫学道者，外则意不逐物移，内则意不随心乱，湛然保于虚寂造化②清净之域。譬如起屋之劳，假一息之形气尚苏，神归其清，而况契于道保真丹所哉？《崔真人天元入药镜》

彭祖曰：养寿之道，但莫伤之而已。夫冬温夏凉，不失四时之和，所以适身也；美色淑姿，幽闲娱乐，不致思欲之惑，所以通神也；车服威仪，知足无求，所以一志也；八音五色，以悦视听，所以导心也。凡此皆以养寿，而不能斟酌之者，反以速患。古之至人，恐下才之子不识事宜，流遁不还，故绝其源。故有上士别床，中士异被，服药百裹，不如独卧。五音使人耳聋，五味令人口爽。苟能节宣其宜适，抑扬其通塞者，不减年算而得其益。凡此之类，譬犹水火，用之过当，反为害也。

---

① 疴（kē 颗）：病。
② 化：原作"乎"，据《古今医统大全》卷九十九改。

不知其经脉损伤，血气不足，内理①空疏，髓脑不实，体已先病，故为外物所犯，因风寒酒色，以发之耳。若本充实，岂有病也？夫远思强记伤人，忧愁悲哀伤人，喜乐过差伤人，忿怒不解伤人，汲汲所愿伤人，阴阳不顺伤人，有所伤者甚众，而独戒于房中，岂不惑哉？男女相成，犹天地相生也，所以②导养神气，使人不失③其和。天地得交接之道，故无终竟之限。人失交接之道，故有残伤之期。能避众伤之事，得阴阳之术，则不死之道也。天地昼分而夜合，一岁三百六十交，而精气和合，故能生产万物而不穷。人能则之，可以长存。次有服气，得其道则邪气不得入，治身之本要。其余吐纳导引之术，及念体中万神有含影守形之事，皆非真道。人能爱精养体，服气炼形，则万神自守其真。不然者，则荣卫枯悴，万神日④逝，非思念所留者也。《神仙传》

上元夫人谓汉武帝曰："汝好道乎，勤而不获，实有由也。汝胎性暴，胎性淫，胎性奢，胎性酷，胎性贼。暴则使气奔而攻神，是故神扰而竭；淫则使精漏而魂疲，是故精竭而魂消；奢则使真杂而魄秽，是故命逝而灵臭；酷则使丧仁而攻目，是故失仁而眼乱；贼则使心斗而口干，是故内战而外绝。此五事皆是截身之刀锯，刳⑤命之斧斤矣。虽复志好长生，不能遣兹五难，亦何为损性而自劳乎。去诸淫，养汝神，放诸奢，处至

---

① 理：同"里"。
② 以：原作"有"，据《古今医统大全》卷九十九改。
③ 失：原作"识"，据《古今医统大全》卷九十九改。
④ 日：原作"目"，据《古今医统大全》卷九十九改。
⑤ 刳（kū枯）：剖杀。

俭，勤斋戒，节饮食，绝五谷，去臭腥，鸣天鼓①，饮玉浆，荡华池，叩金梁②，按而行之，当有冀耳。"《汉武内传》

夫道者，藏精于内，栖神于心，静漠恬惔，悦穆胸中，廓然无形，寂然无声。《文子》

静漠恬惔，所以养生也；和愉虚无，所以据德也。外不乱内，即性得其宜；静不动和，即德安其位。养生以经世，抱德以终年，可谓能体道矣。同上

能尊主，虽富贵不以养伤身，虽贫贱不以利累形。同上

神养于气，气会于神。神气不散，是谓修真。《三茅真君诀》

喜怒损性，哀乐伤神，性损则害生。故养性以全气，保神以安身。气全体平，心安神逸，此全生之诀也。《元始太玄经》

晋道成，自号崇真子，其论长生养性之旨曰：其要在于存三、抱元③、守④一。三者，精气神，其名曰三宝；抱元者，抱守元阳真气也；守一，神灵也。神在心，心有性，属阳，是为南方丙丁之火也。肾者，能生元阳，为真气，其泄为精，是为北方壬癸之水。水为命，命系于阴也。此之谓性命焉。三一之道，在于存想，入下丹田，抱守元阳，逾三五年，自然神定气和。神既定，则释其四大，而无执焉。坦然修颐其真，功满行毕，其道成矣。《集仙传》

玄牝⑤既立，犹瓜有蒂。暗注母气，母呼即呼，母吸即吸，

---

① 鸣天鼓：一种自我按摩保健手法，即击探天鼓。邱处机《颐身集》："即以两手掩耳，以第二指压中指上，用第二指弹脑后两骨做响声，谓之鸣天鼓。"

② 叩金梁：即叩齿。

③ 元：底本无，据《古今医统大全》卷九十九补。

④ 守：底本无，据《古今医统大全》卷九十九补。

⑤ 玄牝（pìn 聘）：原作"元牡"，据《古今医统大全》卷九十九改。道教术语，此处指口鼻。

绵绵十月，气足形圆。心是气之主，气是形之根；形是气之宅，神是形之真。神用气养，气因神住，神行则气行，神住则气住，此经要渺之义也。《达摩胎息经》

药各有性，人参久犹有毒，药不可服也。人之身自有真药，但患不能调摄耳。《集仙传》

阳精魂立，阴精魄成。两精相搏①，而成神明。神以形用，形以神生。神去则形毙。神可全，形可延。神以道全，形以术延耳。同上

骨肉以精血为根，灵识以元气为本，神气乃性命之本也。神为气之子，气为神之母，子母不可以斯须离也。元气湛然，止于丹田，则变化成矣。神能御气，气能留形。出息微微，入息绵绵，深根固蒂，长生久视之道也。故曰：天门常②开，地户密闭，呼至于根，吸彻于蒂。子谓之神，母③谓之气，如鸡抱卵，似鱼在水④，法就圣胎，自然蝉蜕。同上

水丘子曰：人四大假合，杂乎芒芴⑤之间。变而有气，气变而有形，形以心为君，心者神之所舍也。神从志，无志则从意，志致一之谓精。惟天下至精，能合天下至⑥神，精与神一而不离，则变化在我矣，此长生久视之道也。顾不可以心凑泊焉，但情不附物，物自不能凝耳。同上

炼精者，炼元精，非淫泆所感之精；炼气者，炼元气，非口鼻呼吸之气；炼神者，炼元神，非心意念虑之神。故此神气

① 搏：原作"传"，据《古今医统大全》卷九十九改。
② 常：原作"长"，据《古今医统大全》卷九十九改。
③ 母：原作"丹"，据《本草实录》改。
④ 似鱼在水：原作"如鱼生水"，据《本草实录》改。
⑤ 芒芴（wù 勿）：同"恍惚"。形容不可辨识，不可捉摸。
⑥ 至：原作"志"，据寿养本改。

精者，与天地同其根，与万物同其体，得之则生，失之则死。以阳火炼之，则化成阳气；以阴符养之，则化成阴精。故曰：见之不可用，用之不可见。《群仙珠玉》

发宜多梳，齿宜多叩，液宜常咽，气宜精炼，手宜在面。此五者，所谓子欲不死，修昆仑耳。《黄庭内经》①

养耳力者常饱，养目力者常瞑，养臂指者常屈信②，养股趾者常步履。《褚氏遗书》

---

① 黄庭内经：即《黄庭内景玉经》。
② 屈信：即屈伸。屈曲和伸舒。

卷第三

养生部三

总叙养生下

精者神之本，气者神之主，形者气之宅，故神大用则竭①，精大用则竭，气大劳则绝。是以人之生者神也，形之托者气也。若气衰则神耗而欲长生者，未之闻也。夫有者因无而生焉，形须神而立焉。有者，无之馆也；形者，神之宅也。倘不全宅以安生，修身以养神，则不免气散归空，游魂为变。仿之于烛，烛虚则火不居焉；譬之于堤，堤坏则水不存矣。身劳则神散，气劳则命终，形疲则神毙，神毙则精灵游矣。已逝者无返期，既朽者无生理。故神者魂也，魄者阴也。神能复气，形能食味。气清则神爽，形劳则气浊。服气者，千百不死，故身飞于天；食谷者，千百皆死，故形归于地。人之死也，魂飞于天，魄落于泉。水火分散，各归本源。生则同体，死则相捐。飞沉各异，禀之自然。何者？譬如根之木，以火焚之，烟则上升，灰则下沉，亦自然之理也。夫神明者，生死之本也；精气者，万物之体也。全其形则生，养其精气神则性命长生矣。《保神气精论》

一人之身，一国之象，胸臆之设，犹宫室也。支体②之位，犹郊境也；骨节之分，犹百川也；腠理之间，犹四衢③也。神

---

① 神大用则竭：《古今医统大全》卷九十九作"形大用则赢"。
② 支体：即肢体。支，通"肢"。《易·坤》："而畅于四支。"下同。
③ 四衢：四通八达的大路。

犹君也，血犹臣也，气犹民也，故志人能理其身，亦犹明君能治其国。夫爱其民，所以安其国；爱其气，所以全其身。民弊即国亡，气衰即身谢。是以志人上士，当施医于未病之间，不追修于既败之后。故知国难保而易丧，气难清而易浊。审机权可以安社稷，制嗜欲可以保性命。若能摄生者，当先除六害，然后可以延驻。何名六害？一曰薄名利，二曰禁声色，三曰廉货财，四曰损滋味，五曰屏虚妄，六曰除嫉妒。六者若存，则养生之道徒设耳，盖未见其有益也。虽心希妙理，口念真经，咀嚼英华，呼吸景象，不能补其促矣。诚者所以保和全真，当少思、少念、少笑、少言、少喜、少怒、少乐、少愁、少恶、少好、少事、少机。夫多思则神散，多念则心劳，多笑则脏腑上翻，多言则气海虚脱，多喜则膀胱纳客风，多怒则腠理奔浮血，多乐则心神邪荡，多愁则头面焦枯，多好则智气溃溢，多恶则精爽奔腾，多事则筋脉干急，多机则智虑沉迷。兹乃伐人之生，甚于斤斧；蚀人之性，猛于豺狼。无久行，无久坐，无久立，无久卧，无久视，无久听。不饥强食则脾劳，不渴强饮则胃胀。体欲少劳，食欲常少，劳则勿过，少勿令虚。冬则朝勿虚，夏则夜勿饱。早起不在鸡鸣前，晚起不过日出后。心内澄则真人守其位，气内定则邪物去其身。行欺诈则神悲，行争竞则神沮。轻侮于人当减算，杀害于物必伤年。行一善则魂神欢，构一恶则魄神喜。魂神欲人生，魄神欲人死。常欲宽泰自居，恬愉自守，则神形安静，灾病不生。仙录必书其名，死籍必消其咎，养生之理尽在此矣。至于炼琼丹而补脑，化金液以留神，此上真之妙道，非食谷啖血越分而修之。万人之中，得者殊少，深可诫焉。出《老子养生要诀》

　　养生有五难：名利不灭，此一难也；喜怒不除，此二难也；

声色不去，此三难也；滋味不绝，此四难也；神虑精散，此五难也。五者必存，虽心希难老，口诵至言，咀嚼英华，呼吸太阳，不能不夭其年也。五者无于胸中，则信顺日深，玄德日全，不祈喜而自福，不求寿而自延，此养生大理所归也。《嵇康养生论》

圣人一度循轨，不变其宜，不易其常，放准修绳，曲因其当。夫喜怒者，道之邪也；忧悲者，德之失也；好憎者，心之过也；嗜欲者，性之累也。人大怒伤阴，大喜坠阳，暴①气发喑②，惊怖为狂。忧悲多患，痛乃成积；好憎繁多，祸乃相随。故心不忧乐，德之至也；通而不变，静之至也；嗜欲不载，虚之至也；无所爱憎，平之至也；不与物散，粹之至也。能此五者，则通于神明。通于神明者，得其内者也。《淮南子》

夫孔窍者，精神之户牖也；而气志者，五脏之使佐也。耳目淫于声色之乐，则五脏摇动而不定也。五脏摇动而不定，则血气滔荡而不休。血③气滔荡而不休，则精神驰骋于外而不守矣。精神驰骋于外而不守，则祸福之至，虽如丘山，无由识之矣。使耳目精明玄达而无诱慕，气志虚静恬愉而省嗜欲，五脏定宁充盈而不泄，精神内守形骸而不外越，则望于往世之前，而视于来事之后，犹未足为也，岂有祸福之间哉？故曰：其出弥远，其知弥少，以言夫精神之不可使外淫也。故五色乱目，使目不明；五声哗耳，使耳不聪；五味乱口，使口爽伤；趣舍滑心，使行飞扬。此四者，天下之所养性也，然皆人累也。故曰：嗜欲者，使人之气越；而好憎者，使人之心劳。弗疾去，

---

① 暴：原作"薄"，据《古今医统大全》卷九十九改。
② 喑（yīn 音）：哑，不能说话。
③ 血：此前原衍"气"字，据《淮南子》卷七删。

则志气日耗。夫人之所以不能终其寿命，而中道夭于刑戮者，何也？以其生生之厚。夫惟能无以生为者，则所以修得生也。同上

夫悲乐者，德之邪也；而喜怒者，道之过也；好憎者，心之暴也。故曰其生也天行，其死也物化，静则与阴俱闭，动则与阳俱开，精神澹然无极，不与物散，而天下自服。故心者形之主也，而神者心之宝也。形劳而不依则蹶，精用而不已则竭。是故圣人，贵而尊之，不敢越也。同上

君子行正气，小人行邪气。内便于性，外合于义，修理而动，不系于物者，正气也；推于滋味，淫于声色，发于喜怒，不顾后患者，邪气也。邪与正相伤，欲与性相害，不可两立，一植一废，故圣人损欲而从事于性。同上

凡治身养性，节寝处，适饮食，和喜怒，便动静。内在已者得而邪气日而不生，岂若忧痕疵之与痤疽之发，而预备之哉？同上

凡夫之徒，不知益之为益，乃又不知损之为损也。夫①损易知而速焉，益难知而迟焉，而尚不悟其易，亦安能识其难哉？夫损之者，如灯火之消脂，莫之见也，而忽尽矣；益者，如禾苗之播殖，莫之觉也，而忽茂矣。故治身养性，务谨其细，不可以小益为不平而不修，不可以小损为无伤而不防。凡聚小所以就大，损一所以至亿也。若能爱之②于微，成之于著者，则当乎知道矣。《抱朴子》

养生以不伤为本，此要言也。且才所不逮而困思之，伤也；力所不胜而强举之，伤也；悲哀憔悴，伤也；喜乐过差，伤也；

---

① 夫：原作"大"，据《本草实录》改。
② 之：底本无，据《古今医统大全》卷九十九补。

汲汲所欲，伤也；戚戚所患，伤也；久谈言笑，伤也；寝息失时，伤也；挽弓引弩，伤也；沉醉呕吐，伤也；饱食即卧，伤也；跳走喘之，伤也；欢呼哭泣，伤也；阴阳不交，伤也。积伤至尽则早亡，早亡非道也。是以养性之方，唾不及远，行不疾步，耳不极听，目不极①视，坐不至久，卧不及疲。先寒而衣，先热而解。不欲极饥而食，食不可过饱；不欲极渴而饮，饮不可过多。凡食多则结积聚，饮过则成痰癖也。不欲甚劳甚逸，不欲起晚，不欲汗流，不欲多睡，不欲奔车走马，不欲极目远望，不欲多啖生冷，不欲饮酒当风，不欲数数沐浴，不欲广志远愿，不欲规造异巧。冬不欲极温，夏不欲穷凉。不欲露卧星下，不欲眠中见扇。大寒、大热、大风、大雾，皆不欲冒之。五味入口，不欲偏多。故酸多伤脾，苦多伤肺，辛多伤肝，咸多伤心，甘多伤肾，此五行自然之理也。凡言伤者，亦不便觉也，谓久则损寿耳。同上

古之知道者，筑垒以防邪，疏源以毓真。深居静处，不为物撄，动息出入，而与神气俱，魂魄守戒，谨室其允，专一不分，真气乃存。上下灌注，气乃流通。如水之流，如日月之行而不休。阴营其脏，阳②固其腑。流源泏泏③，满而不溢，充④而不盈，夫长之谓久生。《日华子》

里语⑤有之：人在世间，日失一日，如牵牛羊以诸屠所，每进一步，而去死转近。此譬虽丑，而实理也。达人所以不愁

---

① 极：原作"及"，据《古今医统大全》卷九十九改。
② 阳：原作"伤"，据寿养本改。
③ 泏泏（chù 处）：（水）流出的样子。
④ 充：原作"冲"，据《古今医统大全》卷九十九改。
⑤ 里语：即俚语。

死者，非不欲求生①，亦固不知所以免死之术，而空自煎愁，无益于事。故云：乐天知命，故不忧耳，非不欲久生也。且夫深入九泉之下，长夜罔极，始为蝼蚁之粮，终与尘壤合体，令怛然②心热，不觉咄嗟。若心有求生之志，何可不屏③置不急之事，以修玄妙之业哉？《抱朴子》

世人不察，惟五谷是嗜，声色是耽。目惑玄黄，耳务淫哇。滋味煎其腑脏，醴醪煮其肠胃，香芬腐其骨髓，喜怒悖其正气，思虑消其精神，哀乐殃其平粹。夫以蕞尔④之躯，攻之者非一途；易竭之身，而由外受敌。身非木石，其能久乎？《嵇康养生论》

大凡著生，先调元气。身有四气，人多不明。四气之中，各主生死。一曰乾元之气，化为精，精反为气。精者连于神，精益则神明，精固则神畅，神畅则生健。若精散则神疲，精竭则神去，神去则死。二曰坤元之气，化为血，血复为气。气血者通于内外⑤，血壮则体丰，血固则颜盛，颜盛则生合。若血衰即发变，血败则脑空，脑空则死。三曰庶气，庶气者，一元交气。气化为津，津复为气，气运于生，生托于气，阴阳动息，滋润形骸。气通则生，气乏则死。四曰众气，众气者，谷气也。谷济于生，终误于命，食谷气虽生，蕴谷气还死。精能附血，气能附生，当使循环，即身永固。乾元之阳，阳居阴位，脐下气海是也。坤元之阴，阴居阳位，脑中血海是也。生者属阳，

---

① 生：底本无，据《古今医统大全》卷九十九补。
② 怛（dá 达）然：惊惧貌。
③ 屏：此字漫漶，据《古今医统大全》补。寿养本作"审"。
④ 蕞（zuì 最）尔：小。
⑤ 外：底本无，据《古今医统大全》卷九十九补。

阳贯五脏，喘息之气是也。死者属阴，阴纳五味，秽恶之气是也。气海之气，以壮精神，以填骨髓；血海之气，以补肌肤，以流血脉；喘息之气，以通六腑，以扶四肢；秽恶之气，以乱身神，以腐五脏。《普生论》

形者，生之气也；心者，形之主也；神者，心之宝也。故神静而心和，心和而形全；神躁则心荡，心荡则形伤。将全其形，先在理神。故恬和养神，则自安于内；清虚栖心，则不诱于外。神恬心清，则形无累矣。虚室生白，人心若空。虚则纯白不浊，吉祥至矣。人不照于昧金而照于莹镜者，以莹能明也；不鉴于流波而鉴于静水者，以静能清也。镜水以清明之性，故能照①物之形。由此观之，神照则垢灭，形静而神清。垢灭则内欲永尽，神清则外累不入。今清歌奏而心乐，悲声发而心哀。夫七窍者，精神之户牖也；志气者，五脏之使候也。耳目诱于声色，鼻口之于芳味，四体之于安适，其情一也，则精神驰骛而不守。志气系于趣舍，则五脏滔荡而不安。嗜欲之归于外，心腑壅塞于内，曼衍于荒淫之波，留连于是非之境，而不败德伤生者，盖亦寡矣。是以圣人清目而不视，聪耳而不听，闭口而不言，弃心而不虑。贵身而忘贱，故尊势不能动；乐道而忘贫，故厚利不能倾。容身以怡情，而游一气，浩然纯白于衷，故形不养而神自全，心不劳而道自至也。《刘子》

身之有欲，如树之有蝎。树抱蝎则还自凿，身②抱欲而反自害。故蝎盛则木折，欲炽而身亡。将收情欲，先敛五关。五关者，情欲之路，嗜欲之府也。目爱彩色，命曰伐性之斤③；

---

① 照：原作"形"，据《古今医统大全》卷九十九改。

② 身：原作"人"，据《古今医统大全》卷九十九改。

③ 斤：古代砍伐树木的工具。

耳乐淫声，命曰攻心之鼓；口贪滋味，命曰腐肠之药；鼻悦芳馨，命曰熏喉之烟；身安舆驷，命曰召蹶之机。此五者所以养生，亦以伤生。耳目之于声色，鼻口之于芳味，肌体之于安适，其情也然。亦以之死，亦以之生，或为贤智，或为痴愚，由于处之异也。同上

卷第四

天文部

天

勿指天地以证鄙怀①。《太上感应篇》

勿怨天。同上

日 月

勿怒目视日月，令人失明。《千金要方》

久视日月，令人损目。《琐碎录》

勿辄②指三光③，久视日月。《感应篇》

日月当前莫作澌④。《袁天罡⑤阴阳禁忌历》

凡行坐立勿背日，吉。《千金要方》

对三光尿⑥，则折人年寿。《西山记》

对月贪欢成疾。华佗《中藏经》

凡小儿勿令指月，两耳后生疮欲断，名月食疮。捣虾蟆末傅⑦即差。《云笈七签》

---

① 指天地……鄙怀：为了表明自己没有过失，而把卑鄙的心怀，指天地做见证。

② 辄：常常。

③ 三光：古时指日、月、星。

④ 澌：诸本同。据文义，疑为"诗"。

⑤ 袁天罡：原作"袁天刚"，据文义及史实改。下同。

⑥ 尿：此前原有"濡"字，据《古今医统大全》卷九十八删。

⑦ 傅（fù附）：涂。

星

久视星辰，令人损目。《琐碎录》

勿唾流星。《感应篇》

夜观星斗，认取北斗中星者，则一生无眼疾也。《琐碎录》

俗传，识大人星，不患疟。同上

云 汉①

久视云汉，令人损目。《琐碎录》

风 雨

大风大雨不可出入。《琐碎录》

当风取凉，冒雨而行，成疾。华佗《中藏经》

凡在家及外行，卒逢大飘风暴雨，皆是诸龙鬼神行动经过所致。宜入室闭户，烧香静坐，安心以避之，待过后乃出，不尔损人。或当时虽未若，于后不佳矣。《千金要方》

勿呵风骂雨。《感应篇》

梅雨水洗疮疥，灭瘢，入酱令易热。沾衣便腐，以梅叶汤洗之则脱。《本草》

虹 霓

勿指虹霓。《感应篇》

蝃蝀②在东，莫之敢指。《毛诗》

雾

王尔、张衡、马均者，昔俱冒雾行，一人无恙，一人病，一人死。无恙者饮酒，病者食，死者空腹。《博物志》

养生类纂

三二

---

① 云汉：即银河。

② 蝃蝀（dì dōng 地冬）：彩虹的别名。

且行大雾中，宜饮酒。酒势辟恶也。《本草》

阴雾中不可远行。《千金要方》

凡重雾三日，必大雨。雨未降，雾不可冒行。《帝王世纪》

露

柏叶上露，主明目。《本草》

百花上露，令人好颜色。同上

百草头秋露水，愈百疾，令人身轻不饥，肌肉悦泽。同上

繁露水，是秋露繁浓时也。作盘以收之，煎令稠，可食之，延年不饥。同上①

凌霄花上露水损人目。《酉阳杂俎》

霜

冬霜寒无毒，团食者主解酒热、伤寒、鼻塞、酒后诸热面赤者。《本草》

雪

大雪中跣足②，不可便以热汤洗，或饮热酒，足指随堕。《琐碎录》

腊月雪水，调寒食面为糊，表③背书画不生蠹。同上

雹

雹主酱味不正。当时取一二升酱瓮中，即如本味。《本草》

---

① 同上：底本无，据《证类本草》卷第五补。
② 跣（xiǎn 显）足：光脚。
③ 表：通"裱"。

雷

君子之居恒当户，寝恒东首①。若有疾风迅雷甚雨②，则必变，虽夜必兴，衣③服冠而坐。出《礼记》，注云：谓敬天之怒也。《论语》云：迅雷风烈必变。

雷鸣勿仰卧。《琐碎录》

雷初鸣打床荐，则去壁虱。同上

雷不盖酱，俗说令人腹中雷鸣。《风俗通》

卒逢震雷，宜入室闭户，烧香静坐，安心以避之。《千金要方》

热　寒

凡人触寒来，勿面临火上，成癙，起风眩头痛。《云笈七签》

勿大湿，消骨髓；勿大寒，伤肌肉④。同上

寒暖失节，伤人。同上

勿触冷开口。《千金要方》

触寒来者，寒未解食热食，成刺风。同上

先寒而衣，先热而解。《抱朴子》

大寒大热不可出入。《琐碎录》

伏热者，不可饮水；冲寒者，不得饮汤。同上

渎寒而寝，成疾。华佗《中藏经》

---

① 之居……寝恒东首：底本无，据《礼记·玉藻第十三》补。
② 甚雨：底本无，据《礼记·玉藻第十三》补。
③ 衣（yì 亦）：穿。
④ 肌肉：原作"饥肉"，据文义改。

卷第五

地理部

地

等闲刀画地，多招不祥事。《玄宗黄帝杂忌》

掘地二尺以下即有土气，慎之为佳。《千金要方》

卧伏地，大凶。同上

山

行山中，见小人乘车马，长七八寸者，肉芝①也。提取服之即仙矣。《抱朴子》

入名山必斋五十日，牵白犬，抱白鸡，以白盐一升，山神大喜，芝草、异药、宝玉为出。未到山百步呼曰："林兵此山王。"主者名知之，却百邪。《地镜》

入山，山精老魅，多来试之，或作人形，当悬明镜九寸于背后，以辟众恶。又百鬼老物，虽能变形，而不能使镜中形影变也。其形在镜中，则消亡退步，不敢为害也。《云笈七签》

诸山有孔，云：入采宝者，唯三月九月，余月山闭气交死也。《千金要方》

入山之日，未至山百步，先却行百步。反是乃登山，山精不犯人。众邪伏走，百毒藏匿。《神仙传》

---

① 肉芝：也称"太岁"。古籍中将"肉芝"与其他灵芝相提并论，标明它无毒，使人"轻身不老，延年神仙"。

如入山林，默念"仪方①"，不见蛇狼；念"仪康②"不见虎。《琐碎录》

入深山，将后裾折三指插于腰，蛇虫不敢近也。同上

江 河

渡江河者，朱书"禹"字佩之，免风涛，保安吉。《琐碎录》

渡江不恐惧法：旋取净笔，研墨写"土"字，或以手画之亦可。同上。又《袁天罡阴阳禁忌历》云：过水手中书"土"字，自然渡浪不能翻。

水

凡遇山水坞中出泉者，不可久居，当食作瘿病。《千金要方》

深阴地冷水不可饮，必作疟疟。同上

凡山水有沙虱处，勿在中浴，害人。欲渡者随驴马后急渡，不伤人。同上

凡水有水弩处，射人影即死。欲渡水者，以物打水，其水弩即散，急渡不伤人。同上

远行触热，途中逢河勿洗面，生乌黩③。同上

深山大泽中不可渡，恐寒气逼人真气。《西山记》

陂④湖水，误饮小鱼入腹，即成鱼瘕病。《巢氏病源》

井水沸不可食之，害人。《本草》

屋漏水，误食必成恶疾。同上

---

① 仪方：古时端午节倒贴于柱上以避蛇虫的字样，具体含义已经很难详考，只知道始于上古，到明朝时已不再流行，清朝中期这种习俗已经销声匿迹。

② 仪康：仪狄和杜康的并称。古代传说中，二人以善酿著名。

③ 黩（gǎn 感）：脸上的黑斑。下同。

④ 陂（bēi 杯）：池塘。

冢井水有毒，人中之者，立死。欲入冢井者，当先试之，法以鸡毛投井中，毛直而下者，无毒。毛回旋而舞，似不下者，有毒。以热醋数斗，投井穴中，则可入矣。同上

甑气水①主长毛发，以物于炊饭时承取沐头，令发长密黑润。不能多得，朝朝梳小儿头，渐渐觉有益好。同上

取日月不照自然水一升，与鲂鱼②目三七对，同和涂面，见鬼可指物无隐矣。《墨子秘录》

以磨刀水洗手面，生癣，名刀癣。《巢氏病源》

狗舐之水，用洗手面，生癣白点，微痒是也。同上

盆盛水饮牛，用其余水洗手面，生癣，名牛癣。同上

凡新汲水，必有尘垢，先净洗一青石，置瓮中，然后下水尘垢，皆聚于石上，水不复浊。三两日一洗瓮石，依前安石。若江水、井水已浊，便要吃时，研杏仁少许浇瓮中，以杖搅十数匝，移时水自清。《林泉备用》

冰

冰大寒，暑夏盛热食此，与气候相反，恐入腹冷热相激，却致诸疾也。《本草》

凡夏用冰，正可隐快饮食③，令气冷，不可打碎食之，虽复当时暂快，久皆成疾。《食谱》

---

① 甑（zèng 赠）气水：即水蒸气。甑，蒸食用具。《本草纲目》水部："小儿诸疮，遍身或面上生疮，烂成孔臼，如大人杨梅疮，用蒸糯米时甑蓬四边滴下气水，以盘承取，扫疮上，不数日即效。"

② 鲂（fáng 房）鱼：即鳊鱼。

③ 正可隐快饮食：《本草从新》卷十四作"止可隐映饮食"。

卷第六

人事部一

身　体

五脏神喜香斋，则气清神悦，百病不生。《琐碎录》

勿令发覆面，不祥。《千金要方》

勿举足向火。同上

误食耳垢令人病耳聋，置之怀袖①间治忘。《琐碎录》

极热扇手心，五体俱凉。同上

若要安，三里不要干。患风疾人宜灸三里者。五脏六腑也，沟渠也，常欲宣通，即无风疾。同上

凡五色皆损目，唯皂糊屏风，可养目力。同上

肝恶风，心恶热，肺恶寒，脾恶湿②，肾恶渗。同上

乱头发不可顿壁缝，房内招祟。《琐碎录》

头发不可在鱼鲊③中，杀人。同上

老翁须一大把，酒、水各一碗煎服之，治瘰疬。同上

眼不点不昏，耳不斡④不聋。同上

头边放火炉，久而发脑痈疮疖。同上

张苍常服人乳，故年百岁余，肥白如瓠。《本草》

收自己乱头发洗净，干，每一两入椒五十粒，泥固封，入

---

① 袖：原作"神"，据寿养本改。

② 湿：原作"温"，据寿养本改。

③ 鲊（zhǎ 眨）：一种腌制发酵食品，使用鱼或肉为原料。

④ 斡（wò 卧）：转，旋。

炉，大火一煅①，如黑糟，细研，酒服一钱匕②，髭发长黑。
同上

刘君安烧自己发，合头垢等分，合服如大豆许三丸，名曰
还精，令头不白。《服气积义》

取七岁男齿、女发与自己颈垢合烧，服之一岁，则不知老，
常为之，使老有少容也。《刘根别传》

有饮油五斤以来，方始快意，长得吃得安，不尔则病。此
是发入胃，被气血裹了化为虫。治用雄黄半两为末，水调服，
虫自出。如虫出活者，置于油中，逡巡③间自耗。《夏子益治奇疾
方》

去鼻中毛，神道往来，则为庐宅，昼夜绵绵无休息也。《黄
庭经》注。又《云笈七签》：除鼻中毛，所谓通神路也。

误食头发成发瘕病。《巢氏病源》

爪筋之穷不数截，筋不替。《云笈七签》

凡梳头发及爪，皆理之，勿投水火，正尔抛掷。一则敬父
母之遗体，二则有鸟曰鹕鶗④，夜入人家，取其爪发，则伤魂。
同上

甲寅日可割指甲，午日可割脚甲。此三尸⑤游处，故以割除，
以制尸魄也。同上。又云：凡寅日去手爪甲，午日去足爪甲，名之斩三尸。

涕　唾

不可对北涕唾。《感应篇》

---

① 煅：原作"煆"，据寿养本改。
② 钱匕：原作"钱上"，形近之误，据文义改。
③ 逡巡（qūn xún 夋寻）：顷刻，须臾。
④ 鹕鶗（hú tí 胡提）：一种鸟。
⑤ 三尸：道教的三尸神。道教认为人体有上中下三个丹田，各有一神驻跸其内，统称"三尸"。也叫三虫，三彭，三尸神。下同。

饮玉泉者，令人延年，除百病。玉泉者，口中唾也。鸡鸣、平旦、晡时、黄昏、夜半，一日一夕，凡七漱玉泉饮之，每饮辄满口，咽之延年。《云笈七签①》

勿向西北唾，犯魁罡神，凶。《千金要方》

咳唾，唾不用远，或肺病令人手足重及背痛咳嗽。同上

远唾不如近唾，近唾不如不唾。《琐碎录》

远唾损气，多唾损神。同上

勿咳唾，失肌汁。《云笈七签》

多唾令人心烦。同上

俗人但知贪于五味，不知有元气可饮。圣人知五味之毒焉，故不贪，知元气可服，故闭口不言，精气息应也。唾不咽，则气海不润，气海不润，则津液乏。是以服元气，饮醴泉，乃延年之本也。同上

若能竟日不唾涕者，亦可含一枣，咽津液也。《王母内传》。又《云笈七签》曰：人能终日不涕唾，常含枣核咽之，令人爱气生津液也。取津液，非咽核。

亥子日不可唾，亡精失气，减损年命。《神仙传》

汗

大汗急傅粉，着汗湿衣令人得疮，大小便不利。《养生要集》

饮食饱甚，汗出于胃。饱甚胃满，故汗出于胃也。惊而夺精，汗出于心。惊夺心精，神气浮越，阳内薄之，故汗出于心也。持重远行，汗出于肾。骨劳气越，肾复过疲，故持重远行，汗出于肾也。疾走②恐惧，汗出于肝。暴役于筋，肝气罢极，

---

① 云笈七签：原作"云七笈签"，倒错之误，据文义改。
② 走：原作"老"，据下文和寿养本改。

故疾走恐惧，汗出于肝也。摇体劳苦，汗出于脾。摇体劳苦，谓动作施力，非疾走远行也。然动作用力，则谷精四布，脾化水谷，故汗出于脾也。出《黄帝素问》

劳伤汗出成疾。华佗《中藏经》

汗出毛孔开，勿令人扇凉，亦为外风所中。《四时养生论》

人汗入诸肉，食之作丁疮。《本草》。又《巢氏病源》云：人汗入诸肉，食作痈疖。

多汗损血。《琐碎录》

背汗倚壁，成遁注病。《巢氏病源》谓：劳气遁注经络，四支沉，腹内痛也。

大汗勿偏脱衣，喜偏风，半身不遂。同上

嚏

向日取嚏法：欲得延年，洗面精神，至日更洗漱也。日出三丈，正面向日，口吐死气，服日后便为之死气，四时吐之也。鼻噏日精，须鼻得嚏便止，是为气通。若不得嚏，以软物通导之，使必得嚏也。以补精复胎，长生之方也。向日正心，欲得使心正常，以日出三丈，取嚏讫仍为之，错手着两肩上，左①手在上，以日当心，开衣出心，令正当之，常能行之，佳。《云笈七签》

食后，以小纸捻，打喷嚏数次，气通则目自明，痰自化。《琐碎录》

便 尿

不可对北尿。《感应篇》

忍尿不便，膝冷成痹。《千金要方》

---

① 左：原作"在"，据寿养本改。

忍大便不出，成气痔。同上

小便勿弩①，令两足及膝冷。同上

丈夫饥，欲坐小便。若饱，则立小便，慎之无病。同上

大便不用呼气及强弩，令人腰疼目涩，宜任之，佳。同上

夜间小便时，仰面开眼，至老眼不昏。《琐碎录》

忍小便成淋疾。同上

久忍小便成冷痹。《云笈七签》

凡人求道，勿犯五逆，有犯者，凶。大小便向南一逆，向北二逆，向日三逆，向月四逆，仰视天及星辰五逆。同上

行

行不得语，令人失气。《千金要方》

凡欲行来，常存魁罡②在头上，所向皆吉。同上

行及乘马，不用回顾则神去。同上

夜行用手掠脑后发，长精神，鬼魅不敢近。《琐碎录》

夜行损筋。同上

夜行常琢齿，琢齿亦无正限数也，然鬼邪畏琢齿声，是故不得犯人。《真诰》

行不多言，恐神散而损气。《西山记》

夜行及冥卧，心中恐者，存日月还入于明堂中，须臾百邪自灭，山居恒尔，此为佳。同上

夜归，左手或右手以中指书手心，作"我是鬼"三字，再握固，则不恐惧。《琐碎录》

久行伤筋，劳于肝也。《黄帝素问》

---

① 弩：同"努"，努气。下同。

② 魁罡：四柱神煞之一。

立

久立伤骨，劳于肾也。《黄帝素问》

久立则肾病。华佗《中藏经》

久立低湿成疾。同上

坐立莫于灯心后，使人无事被牵连。《袁天罡阴阳禁忌历》

坐

久坐伤肉，劳于脾也。《黄帝素问》

坐卧于冢墓之间，精神自散。《西山记》

勿跂①床悬脚，成血痹，两足重，腰疼。《千金要方》

饱食终日，久坐损寿。同上

勿竖膝坐而交臂膝上，不祥。《云笈七签》

勿北向坐思，惟不祥起。同上

枯木大树之下不可息，防阴气触人阳神。同上

坐卧莫当风，频于暖处浴。《孙真人枕中歌》

暑月日晒处，虽冷石不可便坐，热则令人生疮，冷则成小肠气。《琐碎录》

早 起

清旦常言好事，勿恶言。闻恶事，即向所来方三唾之，吉。又勿嗔怒，勿叱咤咄呼，勿嗟叹，勿唱奈何，名曰请祸。《千金要方》

凡鸡鸣时，叩齿三十六遍讫，抵②唇漱口，舌撩上齿，咽之三过，杀虫补虚劳，令人强壮。《琐碎录》

早起先以左足下床，则一日平宁。同上

---

① 跂（qǐ起）：踮起，抬起脚后跟站着。

② 抵：原作"纸"，据寿养本改。

　　早起以左右手摩肾，次摩脚心，则无脚气诸疾。或①以热手摩面上，则令人悦色。以手背揉眼，则明目。

　　煨生姜，早晨含少许，生胃气，辟山瘴邪气。同上

　　每日下床先左脚，念"乾元亨利贞"，下右脚念"日日保长生"，如此各念三遍，则终日吉。同上

　　晨兴，以钟乳粉入白粥中，拌和食之极益人。同上

　　早起不可用刷牙子，恐根浮兼牙疏易摇，久之患牙疼。盖刷牙子，皆是马尾为之，极有所损。今时出牙者，尽用马尾灰，盖马尾能腐齿龈。同上

　　早起东向坐，以两手相摩令热，以手摩额上至顶上，满二九止，名曰存泥丸。《太平御览》

　　清旦初起，以两手叉②两手极上下之二七止，令人不聋。次缩鼻闭气，右手从头上引左耳二七止，次引两发鬓举之，令人血气流通，头不白。又摩手令热，以摩身体，从上至下，名干浴。令人胜风寒，时气寒热、头疼百病皆除之。同上

　　凡人旦起常言善事，天与之福。《云笈七签》

夜　起

　　夜起裸行③不祥。《云笈七签》

　　夜起坐，以手攀脚底，则无筋转之疾。《琐碎录》

愁　泣

　　勿久泣，神悲蹙。《云笈七签》

　　大愁气不通。同上

---

　①　或：原作"成"，据寿养本改。
　②　叉：原作"又"，据寿养本改。
　③　行：原作"形"，据寿养本改。

多愁则心慑。《小有经》

学生之法，不可泣泪及多唾泄，此皆为损液漏精，使喉脑大竭。是以真人、道士常吐纳咽味，以和六液。《真诰》

不可对灶哭。《感应篇》

哭者亦趣死之音，哀者乃朽骨之大患，恐吾子未悟之，相为忧耳。同上

哭泣悲来，新哭讫，不用即食，久成气病。《巢氏病源》

不可泣哭，便喉涩大渴。同上

愤懑伤神通于舌，损心则謇吃。同上

怒　叫

勿朔旦号怒。《感应篇》

勿对北恶骂。同上

勿向灶骂詈，不祥。《千金要方》

勿卒呼，惊魂魄。勿恚怒，神不乐。《云笈七签》

多怒则百脉不定。《小有经》

喜　笑

大乐气飞扬。《云笈七签》

多笑则伤脏，多乐则意溢，多喜则忘错昏乱。《小有经》

恣乐伤魂魄，通于目，损于肝，则目暗。《巢氏病源》

笑多则肾转腰痛。同上

歌　舞

不可晦腊①歌舞。《感应篇》

---

①　晦腊：晦是月之末日，腊是年之五腊，正月初一是天腊，五月初五是地腊，七月初七是道德腊，十月初一是民岁腊，十二月初八是王侯腊。晦腊之时，是天庭诸神审查世人善恶及校定祸福之日。

不可对灶吟咏。同上

凡欲眠勿歌咏，不祥。《云笈七签》

慎勿上床卧歌，凶。同上

语　言

凡言语读诵，常想声在气海中。《千金要方》

食上不得语。语而食者，常患胸背痛。同上

寝卧不得多言、笑言。五脏如钟磬，不悬则不可发声。同上

行不得语。若欲语，须住乃语，行语则令人失气也。同上

眠勿大语，损人气力。同上

走不得大语。《琐碎录》

多语则气争。《云笈七签》

不得与女人语笑同处，致尸鬼，惑乱精神。《太一真君》

食不语，寝不言。《论语》

思　念

勿念内，志恍惚。《云笈七签》

多思则神怠，多念则神散。《小有经》

不可北向思，惟不祥起。《云笈七签》

思虑伤心，心伤则吐衄血，发则发焦。《巢氏病源》

睡卧 枕附

久卧伤气，劳于肺也。《黄帝素问》

不可当风卧，不可令人扇之，皆卧得病也。《千金要方》

凡人卧，春夏向东，秋冬向西，头勿北卧，及墙北亦勿安床。同上

凡欲眠，勿歌咏，不祥。同上

上床坐，先脱左足，卧勿当舍脊下。卧讫，勿留灯烛，令

魂魄及六神不安，多愁怨。人头边勿安火炉，日久引火气，头重目赤，晴及鼻干。_{同上}

夜卧，当耳勿有孔，吹人即耳聋。_{同上}

夏不用①露面卧，令人面皮厚，喜成癣，或作面风。_{同上}

冬夜勿覆其头，得长寿。_{同上}

凡人眠，勿以脚悬踏高处，久成肾水，损房足冷。_{同上}

不得昼眠，令人失气。_{同上}

卧勿大语，损人气力。_{同上}

暮卧常习闭口，口开即失气，且邪恶从口入，久成消渴及失血色。_{同上}

屈膝侧卧，益人气力，胜正偃卧。按孔子不尸卧②，故曰睡不厌蹴③，觉不厌舒。_{同上}

凡人舒睡，则有鬼痛魔邪。_{同上}

凡眠先卧心，后卧眼，一夜当作五度反覆，常随④更转。_{同上}

勿湿头卧，使人头风、眩闷、发秃、面黑、齿痛、耳聋、头生白屑。_{同上}

凡睡觉，勿饮水更眠，令人作水癖。_{《巢氏病源》}

夜卧，或侧或仰，一足伸屈不并，则无梦泄之患也。_{《琐碎录》}

临卧，用黄柏皮（蜜炙），含少许，一生不患咽喉。_{同上}

雷鸣勿仰卧。_{同上}

---

① 用：原作"困"，诸本同，据《备急千金要方·道林养性》改。
② 尸卧：即仰卧。因仰卧最像死人的姿势，古人称之为"尸卧"。
③ 蹴（cù促）：屈膝。
④ 随：原作"遂"，据文义改。

人睡着不可将笔画面，其人神魂外游，回视不认尸，有至死者。同上

卧处不可以首近火，必有目疾。亦不可当风，必患头风等疾。背受风则嗽，胸无禁。同上

多睡令人目盲。《云笈七签》

丈夫勿头北向卧，令人神不安，多愁忘。同上

凡人卧，不用隐膊下，令人六神不安。同上

凡卧，欲得数侧，语笑欲令至少，莫令声高。同上

慎勿上床卧歌，凶。同上

暮卧，先读《黄庭内景玉经》一遍乃卧，使人魂魄自然制炼。常行此法，二十八年亦成仙矣。《正一修真旨要》

饱食便卧损寿也。同上

人若睡，必须侧①卧蜷局，阴魄全也。亦觉，即须展两脚又两手，令气通遍，浑身阳气布也。《云笈七签》

寝无伏。出《礼记》。又《云笈七签》云：始卧伏卧床，凶。

夜卧，自胫以下，常须覆薄被。不如此则风毒潜入，血气不行，直至觉来，顽痹、瘫缓、软脚、偏风，因兹交至。《四时养生论》

睡不张口，恐气泄而损神。《西山记》

卧湿当风，则真气自弱。同上

夜卧，当耳勿得有孔，风入耳中，喜令口㖞。《巢氏病源》

饱食仰卧，久成气疾，病头风。同上

人见十步直墙，勿顺墙而卧，风利吹人，必发癫痫及体重。同上

---

① 侧：原作"则"，据文义改。

汗出不可露卧及浴，使人身振、寒热、风疹。同上

麻黄末五分，日中面向南，杵之，水调方寸匕，日可三服，不睡。若要睡，用糯米粥、葵菜汤解之。依旧，此炼丹守炉之秘法也。《墨子秘录》

煮通草茗饮之，不睡矣。同上

将麝香一剂，安于枕中，能除邪辟恶。《狐刚子粉苗》

决明子置之枕中最明眼。《琐碎录》

不可用菊花为枕，久之令人脑冷。同上

神枕法：昔太山下，有老翁者，失其名字。汉武东巡，见老翁锄于道，背上有白光高数尺。帝怪而问之："有道术否?"老翁对曰："臣昔年八十五时，衰老垂死，头白齿落，有道士者，教臣服枣、饮水、绝谷，并作神枕法，中有三十二物。其三十二物中，二十四物善，以当二十四气，其八物毒，以应八风。臣行之转少，白发返黑，堕齿复生，日行三百里。臣今年一百八十矣，不能弃世入山，顾恋孙子，复还，食谷又已一十余年，犹得神枕之力，往不复老。"武帝视老翁颜状，当如五十许，又①验问其邻，皆云信然。帝乃从受其方作枕，而不能随其绝欲饮水也。方用五月五日、七月七日，取山林柏以为枕，长一尺二寸，高四寸，空中容一斗二升，以柏心赤者为盖，厚二分，盖致之令密，又当使可开用也。又钻盖上为三行，行四十孔，凡一百二十孔，令容粟米大。其用药芎䓖②、当归、白芷、辛夷、杜衡、白术、藁本、木兰、蜀椒、桂、干姜、防风、人参、桔梗、白薇、荆实、肉苁蓉、飞廉、柏实、薏苡子、款

---

① 又：原作"人"，据寿养本改。
② 芎䓖（qióng 穷）：即川芎。

冬花、白衡、秦椒、蘪芜①，凡二十四物，以应二十四气。加毒者八物应八风，乌头、附子、藜芦、皂荚、茵草②、矾石、半夏、细辛，上三十二物各一两，皆咬咀，以毒药上安之满枕中，用布囊以衣枕。百日面有光泽。一年体中所疾，及有风疾，一一皆愈差，而身尽香。四年白发变黑，齿落更生，耳目聪明。神方验秘，不传非其人也。蘪本是老芎劳母也。武帝以问东方朔，答曰："昔女廉以此方传玉青，玉青以传广成子，广成子以传黄帝。近者谷城道士淳于公枕此药枕耳，百余岁而头发不白。夫痛之来，皆从阳脉，今枕药枕，风邪不得侵人矣。又虽以布囊衣枕，犹当复以帏衾重包之，须欲卧枕时，乃脱去之耳。"诏赐老翁疋③帛，老翁不受，曰："陛下好善，故进之耳。"帝止。《云笈七签》

益眼者，无如磁石，以为盆枕，可老而不昏，宁王宫中用之。《丰宁传》

梦

夜梦恶不须说，旦以水面东噀④之，咒曰：恶梦着草木，好梦成宝玉。即无咎矣。《千金要方》

说梦者，凶。《千金翼方》

善梦可说，恶梦默之，则使人延命矣。此出《云笈七签》。又《千金要方》云：梦之善恶皆勿说为吉。

夜停烛而寝，招恶梦。《琐碎录》

---

① 蘪芜（méi wú 梅无）：川芎的苗，叶有香。一种香草。
② 茵（wǎng 往）草：一年生草本植物，多生于水边潮湿处，可作饲料。
③ 疋：同"匹"。
④ 噀（xùn 训）：口（含着液体）喷水。

养生类纂

五〇

枕麝香一具于颈间，辟水注之，永绝恶梦①。《真诰》

魇

人卧不悟，皆是魂魄外游，为他邪所执录，欲还未得，致成魇也。忌火照，火照则神魂遂不复入，乃至于死。而人有于灯光前魇者，是本由明出，是以不忌火也。《巢氏病源》

人魇勿燃明唤之，魇死不疑，暗唤唯好。得远唤，亦不得迫而急唤，亦喜失魂魄也。同上

夜卧，以鞋一覆一仰，亦无魇恶梦。《琐碎录》

枕北而寝多魇。同上

夜魇之人，急取梁尘吹鼻中，即醒。同上

取雄黄一块，带之不魇。《墨子秘录》

人忽不寤，勿以灯照之，杀人。但痛啮拇指甲际，而唾其面，则活。取韭捣汁吹鼻中，薤汁亦得，冬月用韭根汁，灌于口中。葛洪《肘后方》

---

① 永绝恶梦：原作"来绝恶梦矣"，据寿养本改。

卷第七

人事部二

沐 浴①

沐浴未干而熟睡，成疾。华佗《中藏经》

浴冷水则生肾痹之疾。同上

新沐发讫，勿当风，勿湿萦髻，勿湿头卧，使人头风眩闷，发秃面黑，齿痛耳聋，头生白屑。《千金要方》

夜沐发不食即卧，令人心虚，饶汗多梦。同上

热泔洗头，冷水濯之，作头风。同上

饮水沐头作头风。同上

冬浴不必汗出霡霂②。同上

时行病新汗方解，勿冷水洗浴，损心。同上

凡居家不欲数沐浴。若沐浴必须密室，不能大热，亦不得大寒，皆生百疾。同上

沐浴后不得触风寒。同上

饥忌浴，饱忌沐。沐讫，须进少许食饮乃出。同上

常以晦日③浴、朔日④沐，吉。同上

沐浴忌三伏、二社、四杀日，宜择申酉亥子日，大吉也。

《琐碎录》

---

① 沐浴：沐，洗头发；浴，洗身体。
② 霡霂（mài mù 脉目）：小雨。
③ 晦日：阴历每月的最后一天。
④ 朔日：阴历每月的第一天，即初一。

人能一生断沐，未无眼疾。同上

洗头不可冷水，成头风疾。同上

浴出不可和衫裙寝熟，恐成外肾疼，腰背拳曲。同上

有目疾切忌酒后澡浴，令人目盲。同上

饱食沐发作头风。《巢氏病源》

汗出不可露卧及浴，使人身振、寒热、风疹。同上

沐与浴同日，凶。《千金翼方》。又云：夫妻同日沐浴，凶。

旧说眼疾不可浴，浴则病甚，至有失明者。白彦良云："未壮①之前，岁岁患赤眼。一道人劝，但能断沐头则不复病此。彦良不沐，今七十余，更无眼疾。"方勺《泊宅编》

向午后阴气起，不可沐发，令人心虚，饶汗多梦及头风也。《云笈七签》

汗出不宜洗身，令人五脏干，少津液。同上

沐浴无常不吉。同上

新沐浴讫，不得露头当风，不幸得大风、刺风疾。同上

五香沐浴者，青木香也。青木华、叶五节，五五相结，故辟恶气，捡魂魄，制鬼烟，致灵迹。以其有五五之节，所以为益于人耳。此香多生沧浪②之东，东方之神人，名之为青木之香焉。同上

沐浴用五种香汤：一者白芷能去三尸，二者桃皮能辟邪气，三者柏叶能降真仙，四者零陵③能集灵圣，五者青木香能消秽召真。《沐浴身心经》

上元斋者用云水三斛，青木香四两，真檀七两，玄参二两，

---

① 壮：原作"牡"，据《寿养丛书》改。

② 沧浪：古水名。

③ 零陵：即零陵香。

四种合煮一沸①，清澄适寒温，先沐后浴。此难办者，用桃皮、竹叶（剉之），水一二斛，随多少煮一沸，令有香气，辟恶除不祥。沐浴室令香净，勿近圈圂，勿逼井灶，勿傍堂坛，勿用秽地。《洞神经》

甑气水沐发，令发长密黑润。《本草》

沐用旬，浴用五。夫五则五气流传，浴之荣卫通畅，旬则数满复还，真气在脑，沐之则耳目聪明。若频频浴者，血凝而气散，虽肌体②光泽，而气自损，故有痈疽之疾者，气不胜血，神不胜形也。若频频沐者，气壅于脑，滞于中，令人体重形疲，久而经络不能通畅。故古人以阳养阳，阳不耗散；以阴炼阳，阳必损弱。《西山记》

数澡洗，每至甲子当沐。不尔，当以几月旦，使人通灵。浴不患数，患人不能耳。荡炼尸臭而真气来入。《正一平经》

沐浴不数，魄之性也。违魄反真，是炼其浊秽，魄自亡矣。《真诰》

洗 面

旦起勿开目洗面，令人目涩失明，饶泪。《千金要方》

盛热中自日中来，不得用冷水沃面，恐成目疾也。《琐碎录》

叩 齿

叩齿之法：左相叩名曰打天钟，右相叩名曰搥天磬，中央上下相叩名曰鸣天鼓。若卒遇凶恶不祥，当打天钟三十六遍。若经凶恶辟邪威神大咒，当搥天磬三十六遍。若存思念道，致真招灵，当鸣天鼓。当以正中四齿相叩，闭口缓颊，使声虚而

---

① 沸：原作"拂"，据下文和寿养本改。
② 肌体：原作"饥体"，据寿养本改。

深响也。《九真高上宝书神明经》

夜行常琢齿，琢齿亦无正限数也，煞鬼邪。鬼常畏琢齿声，是故不得犯人也。若兼之漱液、祝说亦善。昔鲍助者，都不学道，亦不知法术，年四十余，忽得面风气，口目不正。气入口而两齿上下惟相切拍，甚有声响，如此昼夜不止，得寿百二十七岁。《真诰》

齿，骨之穷。朝久琢齿，齿不龋。《云笈七签》

齿宜数叩。《黄庭内经》

朝暮叩齿，以会身神。《黄庭外经》注

栉发 梳附

栉头理发，欲得过多，通流血气，散风湿也。数易栉更番用之也。亦不可频解发也，栉之使多，而不使痛，亦可令侍者栉取多也。于是血液不滞，发根常坚。《真诰》

发宜多栉。《黄帝内经》

发是血之余，一日一度梳。《琐碎录》

发，血之穷，千过梳发，发不白。《云笈七签》

玳瑁梳能去风屑。《琐碎录》

孙思邈以交加木造百齿梳用之，养生要法也。《樵人直说》

漱口

食毕当漱口数过，令人牙齿不败、口香。《千金要方》

热食讫，以酢酱漱口者，令人口气常臭，作唇齿病。同上

汗出不宜洗身漱口，令人五脏干，少津液。《云笈七签》

热汤不可漱口，损牙。《琐碎录》

进士刘遁，遇异人曰："世人奉养，往往倒置，早漱口不若将困而漱，去齿间所积，牙亦坚固。"同上

濯 足

濯足而卧，四肢无冷疾。《琐碎录》

足是人之底，一夜一次洗。同上

凡脚汗勿入水，作骨痹，亦作遁疾。《云笈七签》

井华水和粉洗足，不病恶疮。《巢氏病源》

交 合

凡夏至后丙丁日，冬至后庚辛日，皆不可合阴阳，大凶。《千金要方》

凡大月十七日，小月十六日，此名毁败日，不可交合，犯之伤血脉。同上

大喜大悲，男女热病未差，女子月血新产者，不可合阴阳。热疾新差交者，死。同上

老子曰："凡人生多疾病者，是风日之子；生而早死者，是晦日之子；在胎而伤者，是朔日之子；生而母子俱死者，是雷霆霹雳日之子；能行步有知而死者，是下旬之子；兵血死者，是月水尽之子，又是月蚀之子；能胎不成者，是弦望之子；命不长者，是大醉之子；不痴必狂者，是大劳之子；生而不成者，是平晓①之子；意多恐悸者，是日出②之子；好为盗贼贪欲者，是禺中③之子；性行不良者，是日中④之子；命能不全者，是日

---

① 平晓：黎明时分，天刚亮的时候。即每天清晨的 3~5 时。

② 日出：每天清早的 5~7 时。

③ 禺中：将近午时。上午的 9~11 时。

④ 日中：正午。每天的 11~13 时。

昳①之子；好诈反妄者，是晡时②之子；不盲③必聋者，是人定④之子。天地闭气不通，其子死；夜半合阴阳，生子上寿贤明；夜半后合会，生子中寿，聪明智慧；鸡鸣合会，生子下寿，克父母。此乃天地之常理也。"同上

天老曰："人禀五常，形貌而尊卑贵贱不等，皆由父母合会，禀气寿也。得合八星，阴阳各得其时者上也，即富贵之极；得合八星，阴阳不得其时者中也，得中宫；不合八星，阴阳得其时者下也，得下宫；不合此宿，不得其时者，则为凡人矣。合宿交会者，非惟生子富贵，亦利身大吉。"八星室参井鬼柳张房心一云："凡宿也，是月宿所在星，可以合阴阳。"同上

醉饱交接，小者面黯咳嗽，大者伤绝脏脉损命。《千金要方》

多食生葫，行房伤肝气，令人面无色。同上

御女之法，能一月再泄，一岁二十四泄，皆得二百岁⑤，有颜色，无疾病，若加以药，则可长生。同上

患赤目须忌房事，不然令人患内障。同上

人年二十者四日一泄，三十者八日一泄，四十者十六日一泄，五十者二十日一泄，六十者闭精勿泄。若体力犹壮者，一月一泄。凡人气力，自有强盛过人者，亦不可强忍，久而不泄，致生痈疽。若年过六十而有数旬不得交合，意中平平者，自可闭固也。同上

凡人习交合之时，常以鼻多内气，口微吐气，自然益矣。

---

① 日昳（dié 叠）：太阳偏西。每天的 13～15 时。
② 晡（bū 逋）时：每天的 15～17 时。
③ 盲：原作"音"，据寿养本改。
④ 人定：一昼夜中十二时的最后一个时辰，即 21～23 时。
⑤ 二百岁：寿养本作"一百岁"，义长。

交会毕，蒸热是得气也。以菖蒲末三分，白粱粉傅摩令燥，既使强盛，又湿疮不生也。同上

凡欲施泻者，当闭口张目，闭气握固，两手左右上下，缩鼻取气，又缩下部及吸腹，小偃脊膂，急以左手中两指抑屏翳穴①，长吐气并琢齿千遍，则精上补脑，使人长生。若精妄出，则损神也。同上

交会者，当避丙丁日及弦望晦朔。大风、大雨、大雾、大寒、大暑、雷电、霹雳，天地晦冥，日月薄蚀，虹霓地动，若御女者，则损人神，不吉。损男百倍，令女得病，有子必癫痴顽愚，喑痖②聋瞆，挛跛盲眇，多病短寿，不孝不仁。又避日月星辰，火光之下，神庙佛寺之中，井灶圊厕之侧，冢墓尸枢之旁，皆悉不可夫交合。如法，则有福德大智善人降托胎中，仍令性行调顺，所作和合，家道日隆，祥瑞竞集。若不如法，则有薄福愚痴恶人来托胎中，仍令父母性行凶险，所作不成，家道日否，殃咎屡至。夫祸福之应，有如影响。此乃必然之理，可不再思之。同上

妇人不必颜色妍丽，但得少年，未经生乳，多肥肉益也。若细发，目睛黑白分明，体柔骨软，肌肤细滑，言语声音和调，四肢骨节皆欲足肉而骨不大，亦益也。同上

妇人蓬头蝇面，槌项结喉，雄声大口，高鼻露齿，目睛③浑浊，口额有毛，骨节高大，发黄少肉，与之交会，皆贼命损寿也。同上

每月二十八日，人神在阴，切忌欲事。甚于甲子庚申十五

---

① 屏翳穴：即会阴穴，人体任脉上的要穴。

② 痖：同"哑"。

③ 睛：原作"精"，据文义改。

日，人神在遍身，尤当戒之。同上

善摄生者，凡觉阳事转盛，必谨而抑之，不可纵心竭意，以自贼也。若一度制得，则一度火灭，一度增油。若不能制，纵情施泻，即是膏火将灭，更去其油，可不深自防？同上

房事忌五月五日、六日、七日、十五日、十六日、十七日、二十五日、二十六日、二十七日，为九毒日，犯之者不过三年。《琐碎录》

房事忌庚申甲子、本命生日，犯之者各减二年之寿。朔日减一纪①，望日减十年，二元日减五年，四立二分二至社日各减四年，三伏与晦日各减一年，又切忌当此日辰，不可构婚姻之礼。同上

新沐浴及醉饱、远行归还、大疲倦，并不可行房室之事，生病切慎之。《云笈七签》

夫妻昼合，不祥。同上

终身之忌卧幕燃烛行房。同上

历节疼痛，因醉犯房而得之。华佗《中藏经》

人有所怒，血气未定，因以交合，令人发痈疽。《黄帝杂禁忌法》

不可忍小便交合，令人淋，茎中痛，面失血色。同上

远行疲乏来入房，为五劳虚损。同上

妇人月事未绝而与交合，令人成病得白驳②。同上

夫学生之夫，必夷心养神，服食治③病，使脑宫填满，玄精不倾，然后可以存神服霞，呼吸二景耳。若数行交接，漏泄

---

① 一纪：十二年。
② 白驳：白癜风。
③ 治：原作"活"，诸本同，据《真诰》改。

施泻者，则气秒身亡，精灵枯竭。虽复玄挺玉箓金书太极者，将亦不可解于非生乎。在昔先师，常诫于斯事云：学生之人，一接则倾一年药势，二接则倾二年药势，过三以往，则所倾之药都亡于身矣。是以真仙之士，常慎于此，以为生生之大忌。《真诰》

凡甲子庚申之日，是尸鬼竞乱、精神躁秒之日也，不可与夫妻同席及言语面会。当清斋不寝，警备其日，遣诸可欲。同上

醉而交接，或致恶疮。《巢氏病源》

醉饱莫行房，五脏皆反复。《孙真人枕中歌》

精液流泉去鼻香。注云："阴阳交接，漏液失精，食饮无味，鼻失芳香。若交接不停，鼻必失气，口不得味也。"《黄庭外经》

雷电交合之子，必病癫狂。故曰："有不戒其容止者，生子不备也。"《玄女中房经》

凡月二日、三日、五日、九日、二十日，此生日也，交会令人无疾病。《千金翼方》

卷第八

人事部三

老　人

老人之食，大抵宜其温热熟软，忌其粘硬生冷。每日晨朝，宜以醇酒，先进平补下元药一服，女人则平补血海药一服，无燥热者良。寻以猪羊肾煮①一杯压之，五味、葱薤、鹑臎等粥皆可。至辰时，服人参平胃散一服。然后次第以顺四时温软饮食进之。食后，引行一二百步，令运动消散。临卧时，进化痰利膈人参半夏丸一服。尊年②之人，不可顿饱，但频频与食，使脾胃易化，谷气长存。若顿令饱食，则多伤满，老人肠胃虚薄，不能消纳，故成疾患。为人子者，深宜体悉，此养老之大要也。日止可进前药三服，不可多饵。如无疾患，亦不须服药，但只调停饮食，自然无恙矣。《奉亲养老书》

老人药饵止是扶持之法。只可用温平顺气，进食补虚、中和之药治之，不可用市肆赎买、他人惠送、不知方味及野狼虎之药与之服饵，切宜审详。同上

老人骨肉疏冷，风寒易中，若窄衣贴身，暖气着体，自然气血流利，四肢和畅。虽遇盛夏，亦不可袒露。其颈后连项，常用紫软夹帛，自颈后巾③帻中垂下着内，入衣领中，至背甲④

---

① 猪羊肾煮：《寿亲养老新书》卷一作"猪羊肾粟米粥"，义长。
② 尊年：高龄。
③ 巾：原作"中"，据寿养本改。
④ 甲：原作"脾"，据寿养本改。

间，以护腠理。尊年人肌肉瘦怯，腠理开疏，若风伤腠中，便成大患。深宜慎之。同上

天癸数穷，则精血耗竭，神气浮弱，返同小儿全假将护以助衰晚。若遇水火兵寇非横惊怖之事，必先扶持老人于安稳处避之，不可喧忙惊动。尊年之人一遭大惊，便致冒昧，因生余疾。凡丧葬凶祸不可吊，疾病危困不可令问，寝寐饮食不可令惊，悲哀忧愁不可令人预报，秽恶臭败不可令闻，生冷粘硬毒物不可令食，弊漏卑湿不可令居，卒风暴寒不可令冒，烦燠①大热不可令中，动作行步不可令劳，暮夜之食不可令②饱，阴雾晦冥不可令饥，假借鞍马不可令乘，偏僻药饵不可令服，废宅敧③宇不可令入，坟园冢墓不可令游，危险之地不可令登，渊急之水不可令渡，暗昧之室不可令孤，凶祸远报不可令知，轻薄婢使不可令亲，家缘冗事不可令管。皆宜忌之，以保长年。同上

冷馔米食水团，兼粽粘冷肥僻之物，多伤脾胃，难得消化，大不益老人。同上

凡老人有患，宜先以食治。食治未愈，然后命药。此养老人之大法也。同上

高年之人，多有宿疾，春气所攻，则精神昏倦，宿患发动。又复经冬已来，拥炉熏衾，啖炙饮热，至春成积，多所发泄。致体热头昏，膈壅涎嗽④，四肢劳倦，腰脚不任，皆天所发之疾也，常宜体候。若稍觉微疾，不可复行疏利，恐伤脏腑，别

---

① 燠（yù 玉）：热。
② 令：底本无，据寿养本补。
③ 敧（qī 期）：倾斜，外向一边。
④ 嗽：原作"漱"，据寿养本改。

养生类纂

六二

生余疾。但只用消风和气、凉膈化痰之药消解。同上

春时遇天气顿暖，不可顿减绵衣。缘老人气弱骨疏，怯风冷易伤，才透春时，但多令夹衣，遇暖之时一重重渐减，即不致暴伤也。同上

夏月老人尤宜保扶，若檐下故道，穿隙破窗，皆不可纳凉，此为贼风，中人暴毒。宜居虚堂净室、水次木阴，洁净之处，自有清凉。每日清晨进温平暖气汤散一服，饮食温软，不令太饱，但时复进之。渴用饮粟米温饮，豆蔻熟水。生冷肥腻，尤宜戒之。缘老人气弱，当夏之时，纳阴在内，以阴弱之腹，当冷肥之物，则多成滑泄，一伤真气，卒难补复。若是气弱老人，夏至以后，宜服不燥热平补肾气暖药三二十服，以助元气，若苁蓉丸、八味丸之类。同上

新登五谷老人不宜食，动一切宿疾。同上

冬月最宜养老密室。温净衾服，鲜重调其饮食，适其寒温。大寒之日，山药酒肉时进一杯，以扶衰弱，以御寒气。不可远出，触冒严风。缘老人血气虚怯，真阳气少，若感寒邪，便成疾患，多为嗽逆、麻痹、昏眩之疾。炙爆燥毒之物尤切戒之。若食炙爆燥热之物，故多有壅噎、痰嗽、咽目之疾。亦不宜澡沐，阳气内蕴之时，若加汤火所逼，须出大汗。高年人阳气发泄，骨肉疏薄，易为伤动，多感外疾。惟早眠晚起，以避①霜威，朝宜饮少醇酒，然后进粥，临卧宜服微凉膈化痰药一服。同上

老不耐风，非不耐风也，只当调气尔；少不耐劳，非不耐劳也，只当调脾尔。《琐碎录》

---

① 避：原作"达"，据寿养本改。

六十岁人得暇时日，以盐实脐心，上安蒜一片灸之，热则易之，久火得力。同上

男子六十闭房户，所以辅衰，故重性命也。《白虎通》

人年四十以上，常服炼乳散不绝，可以不老。又饵云母，足以愈疾延年，又勿服泻药，常饵补药，大佳。《千金要方》

人年五十以去，皆大便不利或常苦下痢，有斯二疾，常须预防，若秘涩则宜数食葵菜等冷滑之物。如其下痢，宜与姜韭温热之菜，老人于四时之中，常宜温食，不得轻之。《千金翼方》

养老之要，耳无妄听，口无妄言，身无妄动，心无妄念，此皆有益于老人也。又当爱情，每有诵念，无令耳闻，此为要妙耳。同上

老人之道，常念善无念恶，常念生无念杀，常念信无念欺。无作博戏强用气力，无举重，无疾行，无喜怒，无极视，无极听，无大用意，无大思虑，无吁嗟，无叫唤，无吟吃，无歌啸，无啼嗁，无悲愁，无哀动，无庆吊，无接对宾客，无预局席。能如此者，可无病，长寿斯必不惑也。同上

老人常避大风、大雨、大寒、大暑、大雾、霜、霰、雪、旋风、恶气，能不触冒者，是大吉祥也。同上

老人所居之室必须大周密，无致风隙也。同上

夫善养老者，非其书勿读，非其声勿听，非其务勿行，非其食勿食。非其食者，所谓猪豚、鸡鱼、蒜鲙、生肉、生菜、白酒、大酢、大咸也，常学淡食。至如黄米、小豆，此等非老者所宜食。常宜轻清甜淡之物，大小麦面、粳米等为佳。人忌强用力咬啮坚硬脯肉，反致折齿破断之弊。常不饥不饱、不寒

不热，善。行住①坐卧、言谈语笑、寝食造次之间能行不妄失者，则可延年益寿矣。同上

养生之道，食必忌杂。杂则五味相扰，食之作患。是以食噉②鲜肴，务令简少饮食，当令节俭。若贪味伤多，老人肠胃皮薄，多则不消。膨亨③短气，必致霍乱。夏至以后，秋分以前，勿进肥浓羹、臛④酥油酪等，则无他矣。夫老人所以多疾者，皆由⑤少时春夏取凉过多，饮食太冷，故其鱼脍、生菜、生肉、腥冷物多损于人，宜常断之。唯乳酪酥蜜，常宜温而食之。此大利益老年。虽然，卒多食之，亦令人腹胀泄痢。同上

老人须知服食将息，调身按摩，摇动肢节，导引行气，不得杀生取肉以自养也。同上

小 儿

儿之始生宜净洗，则燥血不留于折路之间，可得皮肤光泽，然后剪脐。脐之道，乃物生之蒂也，剪之宜长一尺有二，用粗线缚之。宜紧剪之，不长多生脐风，缚之不紧，阴门虚肿，兼脐难落。出《造道集》。又按《千金翼方》：凡初生新儿，脐当令长六寸，脐长则伤肌，脐短则伤脏。不以时断脐，着脐汁不尽者，即自生寒冷儿脐也。

小儿初生，急以绵裹指拭尽口中恶血。不急拭，啼声一出，即入腹成百病矣。亦未须与乳，且先与拍破黄连，浸汤取浓汁，调朱砂细末抹儿口中，打尽腹中旧屎，方可与乳。儿若多睡，听之，勿强与乳，则自然长而少病。《小儿保生药方》

---

① 住：原作"作"，据寿养本改。
② 噉：同"啖"。
③ 膨亨：饱食，腹部胀大如鼓。
④ 臛（huò 或）：肉羹。
⑤ 由：原作"肉"，据寿养本改。

婴儿若洗浴，讫断脐带，须隔衣物咬断，将暖气呵七遍为佳。《小儿旧方妙选》

婴儿初生第一日，才断脐，袍讫，看儿形，若面红润色赤，啼声响快者，宜用汞粉半钱，旋旋令儿吮之，良久有脐粪便下为佳。次用甘草法：用好原州甘草中指一节许（拍碎），以水二蚬壳煎一蚬壳，以绵缠蘸，令儿吮之，若吐出恶汁，为佳。若服一蚬壳不吐，即不须更服。不问婴儿虚实寒热，皆须服之。次宜用朱蜜法：好朱砂一大豆许（细研、水飞），炼赤蜜蚬壳，看稀稠，和成膏。每用一豆大，乳汁化下，时时滴口中，三日内，止三粒。临时更看形色，若面色多青白，啼声不响，即不须服。次用牛黄法：真牛黄一块许，用好蜜炼熟和成膏。每服一豆大，乳汁化，时时滴口①中。形色不实者不宜多服，若婴儿胎热，或身作黄色，宜多服。同上

浴新生儿用猪胆一枚，煎汤在盆中，取胆汁投于汤中，适寒温以浴。儿终身不患疮，切不得汤中入生水。《小儿精要方》

凡儿初生，洗拭袍后，炙甘草三五寸（搥碎），浓煎汤，以新绵珠子楠与吃，日夜五七番，取尽恶血即止，方与乳吃。若春夏不须下之，任其自然下，即必虚，自非病不可下之。同上

小儿始生，即当举之。举之迟晚，则令中寒，腹中雷鸣。先浴之，乃断脐。断脐当令长至足跗，短则中寒，令腹中不调，常下痢。若先断脐后浴之，则令腹中水，中水则发腹痛。《千金翼方》

儿新生不可令衣过厚热②，令儿伤皮肤肌肉，血脉发杂疮及黄。同上

---

① 滴口：底本无，据寿养本补。
② 热：原作"熟"，据《千金翼方》卷十一改。

凡小儿始生，肌肤未成，不可暖衣，暖衣则令筋骨缓弱，宜时见①风日。若不见风日，则令肌肤脆软，便易中伤，皆当以故絮衣之，勿用新绵也，天和暖无风之时，令母将儿于日中嬉戏，数令见风，日久血凝气刚，肌肉牢②密，堪耐风寒，不致疾病。若常藏在帏帐中，重③衣温暖，譬如屋下之草，不见风日，软脆不堪当风寒。同上

儿衣先以清水洗之，勿令沙土草污。又以清酒洗之，仍内④钱一文在衣中，盛于新瓶内，以青帛裹之其瓶口上，仍用密盖头，且置便宜处，待满三日，然后依月吉地向阳高燥之处，入地三尺埋之，瓶上土厚一尺七寸，唯须牢筑，令儿长寿有智慧。若藏衣不谨，为猪狗所食者，令儿癫狂；虫蚁食者，令儿病恶疮；犬⑤鸟食之，令儿兵死；近社庙旁者，令儿见鬼；近深水洿池⑥，令儿溺死；近故灶旁，令儿惊惕；近井旁者，令儿病聋盲；弃道路街巷者，令儿绝嗣无子；当门户者，令儿声不出耳聋；着水流下者，令儿青盲；弃于火里者，令儿生烂疮；着林木头者，令儿自绞死。如此之忌，皆须慎之。《外台秘要》

藏衣天德月空法：正月天德在丁，月空在丙壬；二月天德在坤，月空在甲庚；三月天德在壬，月空在丙壬；四月天德在辛，月空在甲庚；五月天德在乾，月空在丙壬；六月天德在甲，月空在甲庚；七月天德在癸，月空在丙壬；八月天德在艮，月空在甲庚；九月天德在丙，月空在丙壬；十月天德在乙，月空

① 见：底本无，据后文及寿养本补。
② 牢：原作"窄"，据寿养本改。
③ 重：原作"钱"，据寿养本改。
④ 内：同"纳"。
⑤ 犬：原作"大"，据寿养本改。
⑥ 洿（wū屋）池：池塘。

在甲庚；十一月天德在巽，月空在丙壬；十二月天德在庚，月空在甲庚。凡藏儿衣皆依此法，天德月空处埋之。若有遇反①支者，宜以衣内新瓶盛，密封塞口挂于宅外福德之上，向阳高燥之处。待过月，然后依法埋藏之，大吉。同上

甲寅旬日，十日不得埋藏儿衣，以瓶盛密封，安置空处，度十日即埋藏之。同上

崔氏初生浴儿良日，此谓初生浴儿，以后重浴亦吉。寅卯酉日大吉，壬午丁未癸巳日凶。同上

浴儿虎头骨汤，主辟除恶气，兼令儿不惊，不患诸疮疥。方用：虎头骨五六两，无头身骨亦得，碎苦参四两，白芷三两，三味切，以水一斗煮为汤，内猪胆汁少许，适寒温以浴儿，良。同上

凡寻常浴儿，汤熟添少许清浆水、一捻盐浴儿。浴讫以粉摩儿，既不畏风，又引散诸气。同上

凡浴小儿，汤极须令冷热调和。冷热失所令儿惊，即成疾。凡小儿冬寒不可久浴，浴久②必伤风寒；夏不可久，久则伤热，水温不妨。凡浴时当护儿背项，风邪自此而入，使之发热成痫。浴儿之初，以猪胆一枚，取汁投于汤内，可免疮疥之疾。凡儿生下三日，用桃李根，咬咀，水煮沸，去滓，浴儿良，去不祥，亦免疮痍之患。《婴儿妙诀》

夏中戒热时乳。母浴后或儿啼不可与奶，能令成胃毒，秋成赤白痢。凡浴后可令定息，良久，熟揉乳之，故无患也。《颅囟经》

---

① 反：原作"及"，形近之误，据寿养本改。
② 久：底本无，据寿养本补。

凡乳儿不可过饱，满而必溢①，则成呕吐。乳或来猛，取出挼②后再乳。凡初乳时，须常捏去宿乳，然后与之。儿若卧，乳常以臂枕之，令乳与头平，令儿不噎。母欲寐，即夺其乳，睡着不知③饱足，而成呕吐。父母交合之间，儿卧于侧，或惊哭，不可乳食儿。盖气乱未定，则害儿也。《千金论》

儿啼未定，气息未调，乳母勿遽以乳饮之，故不得下，停滞胸膈，而成呕吐，此患有之可不为戒。《巢所论》

初生婴儿乳哺得法，乳者奶也，哺者食也。乳后不得与食，哺后不得与乳。小儿脾胃怯弱，乳食相并，难以克化，幼则成呕，周岁以上而成乳癖，结于腹中，作疼故也。大则成癖，小则成积疳气，自此始也。《隐微方》

凡儿生三日之外，当与少哺。姚和众云："以粟米煮粥饮，研如乳汁，每日与半蚬壳许，以助谷神，导达肠胃。"孙真人云："以粳米饮，七日外与三大豆许，慎不可杂与药吃。"巢氏云："儿生满三十日后，当哺少物，如二枣核许；至五十日，如樱桃许；至百晬④，如大枣许。若乳少当以意增之，不可多与，恐不能胜，则生病矣。若乳多不消哺食者，亦须少少与之，以壮⑤肠胃。儿大稍稍增之，当有常剂。"《圣济经》亦云："儿生三日用饮，过三日用哺。哺之以赖谷气也。哺之多少，量日为则。如是则五脏得养，而胃气壮矣。其饮乳食哺不能无痰癖，常宜有节。若微不进，当细审之。恐脾胃虚弱，致气怯尔。若

卷 第 八

六
九

---

① 溢：原作"液"，据寿养本改。
② 挼（ruó）：揉搓。
③ 知：原作"足"，据寿养本改。
④ 百晬（zuì 最）：婴儿满一百天。下同。
⑤ 壮：原作"肚"，据寿养本改。

全无谷气，令儿病，则多内耗。三十日后，虽哺勿多，若不嗜食勿强与，强与不消，复成疾病。哺乳不进者，腹中皆有痰癖也，当以四物紫霜丸微下之，节哺乳数日，便自愈也。"同上

婴儿初举三日用饮，三日之后用哺，量日以为则，勿令太过与不及。哺之道，所以助谷，然后五脏得所养矣。《造道集》

婴儿之出月，必欲入襁褓。襁褓之道，必须得宜。如春夏之月，乃万物生长之时，宜放令地卧，使之不逆生长之气；如秋冬之月，乃万物收藏之时，宜就温和之处，使之不逆收藏之气。然后血凝气刚，百病无自而入矣。同上

婴儿又当消息，无令汗出。汗出则致虚损，便受风寒。昼夜寤寐，皆当慎之。《小儿旧方妙选》

婴儿所以少病痫者，其母怀娠时须时劳役，运动骨血则气强胎养盛矣。若少运动，血气微，胎气弱，则儿软弱易伤，故多病痫。同上

婴儿皆须着帽项衣，取燥菊花为枕令儿枕之，最佳。同上

婴儿春夏间有疾，不可乱有动下，使不焦虑，上焦热变成大病矣。同上

婴儿又看舌下，若连舌有膜如石榴子，若啼不出，声不转，速以指爪摘断之，或用苇刀子割之，微有血出即活。同上

婴儿若舌下血出多者，烧乱发同猪脂涂之。同上

初生儿韭根汁灌之，即吐出恶水，令无病。《本草》

又一晬①之内儿衣皆须用故绵帛为之，善。儿衣绵帛特忌厚热。《外台秘要方》

天下有女鸟，一名姑获，又名钓星鬼。喜风雨夜过飞鸣徘

---

① 一晬：原作"一脺"，据《外台秘要》卷三十五改。一周岁。

徊，是鸟淳雌无雄，不产，喜落毛羽于中庭，置入儿衣中，便使儿作痫必死，即化为其儿也。是以小儿生至十岁衣裳不可露，七八月尤忌之。同上

凡小儿莫抱于檐下，澡浴当风解衣，及近神佛之前，驴马之畔，各房异户之亲，诸色物器并不可触犯也，切宜忌之。《婴童宝鉴集》

子未期勿衣新绵丝，为蒸郁太暖而伤于内。春勿覆项裹足，致阳气不出，故多发热。同上

每日频就无风处，看儿上颚并两颊内有白疱如膜起者，速以指甲刮破，更生更去之。更看舌下生重舌，皆由儿在胎中，母吃炙爆肥腻，饮酒服热药所致。《产乳庆育集》

小儿若能调和奶食，并看承爱护如法，则别无疾病，亦不须令儿常服汤药，此宜审之。同上

不得油腻手袍裹及抱儿，又不得火灸襁褓便与儿着，令孩子染热病。大寒以火灸衣被，且抛向地上良久，熟按之冷暖得所，即与袍之无妨。《小儿精要方论》

小儿未满月内，所驱使人亦不得令有犯，到于儿前，恶气触儿，儿得疾难疗。同上

小儿额上写八十字，此乃旃檀王①押字，鬼祟见则回避。《琐碎录》

小儿退齿，上龈者置床下，下龈者抛屋上，云使齿速生。同上

小儿勿立灯檠后，令长大多招诬谤。勿啜白汤，令招恐。同上

---

① 旃（zhān 毡）檀王：即旃檀功德佛，是佛经《大宝积经》卷九十所载的三十五佛之一。

小儿疮痂以榕粉日傅之，则易差而无痕。《汗漫录》

小儿勿令指月，两耳后生疮欲断，名月食疮。捣虾蟆末，傅，即差。出《云笈七签》。按《肘后方》云：此疮以五月虾蟆屑膏和涂之。

小儿不可食羊胎及鸡鸭卵、鱼子之类，长成多忘。出《琐碎录》。又云小儿勿食鱼子，令人长愚笨至不能数一二。又《食疗本草》云：小儿不可食鸭卵，脚软不行爱倒。

儿患疳，即不得食羊肉及鱼。《小儿精要方论》

小儿不得与鲟鱼食，结癥瘕及嗽。《食疗本草》

小儿食鸡肉，生蛔虫。《本草》。又《婴童宝鉴集》云：未二岁勿食鸡肉子，腹中生虫。

小儿食黄瓜，滑中、生疳虫。同上

栗子饲孩儿令齿不生。同上。又《婴童宝鉴集》云：多食栗令肾气弱，行重。

戢菜小儿食之，三岁不行。同上

小儿不可食黍米饭，亦不可食蕨，立无力。《婴童宝鉴集》。又《本草》云：黍米不得与小儿，食之令不能行，缓筋骨，绝血脉也。

小儿不可食越瓜，发动故疾。同上

小儿不可食芡，令不能行。同上

小儿不可食荞麦，令发落。同上

小儿不可食凫茈，令脐下痛。同上

凡小儿匍匐以后逢物便吃，父母喜之，或饮食之间必须以口物饲之，此非爱惜之法，乃成害之一端。殊不知小儿脾胃嫩弱，肠胃脆软，不禁杂物，未能克化，今之患食癖疳积，肚疼面黄，肚大胫小，好覆冷地者，得患皆由此也。《婴儿妙诀总要方》

小儿盗汗者，因餐冷汤过度，或熟水淘饭，大能损脾，土为水之所伤也，则不能制其津液，故成汗自出也。同上

小儿骨弱至七八岁不能行立者，只服八味丸一料自愈，功

在泽泻耳。《是斋百一选方》

小儿不可令就瓢及瓶中饮水，令人语言多讷。《琐碎录》

小儿不可温着衣服，恐召怨。同上

羊肝生共椒食之，大损小儿。《千金要方》

取伯劳①踏枝鞭小儿，令速语。《本草》

小女子不可令食鱼屯，食之则拙。《琐碎录》

抱婴儿勿哭泣，泪入儿眼令眼枯。同上

勿抱婴儿，仙家大忌。《云笈七签》

勿抱小儿，损志伤神。《太一真君五诫》

入夏常以绛囊盛杏仁七粒与小孩儿佩带之，闻雷震自然不惧也。《林泉备用》

社坛余胙②酒，治孩儿语迟。《本草》

拔剑倚门而不惊。《淮南万毕术》

儿生不作声者，此由难产少气故也。可取儿脐带向身却捋③之，令气入腹，仍呵之至百度，啼声自发。又以葱白徐徐鞭之即啼。出《外台秘要方》。又按《千金翼方》：取暖水一杯灌浴之，须臾即作声。

儿初生宜用父故衣裹之，若生女宜以母故衣，勿用新帛，令儿长寿。《外台秘要方》

小儿初生候浴，水未得，且以绵絮包裹，抱大人怀中暖之，及浴了亦当如此。虽暑月亦未可遽去绵絮，须渐渐去。乍出母腹，不可令冒寒气也。预煎下沸汤，以瓶收之，临时旋暖，不犯生水，则见不生疮，如此一月为佳。《小儿保生要方》

---

① 伯劳：即伯劳鸟。
② 胙（zuò 做）：古代祭祀时供的肉。
③ 捋：原作"将"，形近之误，据《外台秘要》卷三十五改。

卷第九

人事部四

乳　母

乳母者，其血气为乳汁者。五情善恶，悉血气所生。其乳儿者，皆须性情和善①，形色不恶，相貌稍通者。若求全备，不可得也。但取不狐臭、瘿瘘、气嗽、瘑疥、痴癃、白秃、疠伤、膌唇、耳聋、鼽鼻、癫痫，无此等疾，便可饮儿。切须慎耳。《外台秘要方》

凡乳母乳儿，当先以手极挼散其热，勿令乳汁奔出，令儿咽辄夺其乳，令得息已复乳之，如是，十反五反，视儿饥饱节度，知一日之中儿乳而足，以为常，又常捉去宿乳。《千金翼方》

儿若卧，乳母当臂枕之，令乳与儿头平乃乳之，如此，令儿不噎。母欲寐，则夺其乳，恐填口鼻，又不知饥饱也。同上

凡乳儿不欲太饱，饱则令吐。凡候儿吐者，是乳太饱也，当以空乳乳之即消。夏若不去热乳，令儿呕逆。冬若不去寒乳，令儿咳痢。母新房，以乳儿，令儿羸瘦，交胫不能行。同上

母患热以乳儿，令儿变黄不能食。同上

母怒以乳儿，令儿喜惊发气疝，又令儿上气癫狂。母新吐下，以乳儿，令儿虚羸。同上

母醉以乳儿，令儿身热腹满。同上

不得与奶母大假酸咸饮食，仍忌才冲寒或冲热来便喂儿奶，

---

① 和善：原作"知善"，据《外台秘要》卷三十五改。

如此则必成奶癣，或惊疳、泻痢之疾。《产乳庆育集》

夜间喂奶，须奶母起身坐地，抱儿喂之。同上

奶母不可频吃酒，恐儿作痰嗽、惊热、昏眩疾。同上

每侵早①欲饮乳，皆须捏去宿乳。《小儿精要方论》

凡为乳母者，皆有节度。如不禁忌，即令孩子百病生。如是摄调，可致孩子无疾长寿。是以春夏切不得冲热哺儿，子必发热疳并呕逆。秋冬切勿以冷乳孩子，必令腹胀羸瘦。同上

乳母有娠，不得乳孩子，必患胎黄及瘠疳。同上

乳母有风痰，不得乳孩子，必患癫痫风病。同上

乳母伤饱，不得乳孩子，必致多热喘急。同上

乳母有灾不得谨卓②者，切须防备。倘新有所犯，气息未定便即乳儿者，必能害儿，令不能行。同上

小儿睡，怕乳母鼻风吹及囟门，久成风疾。《琐碎录》

婴儿生后而满月，即目瞳子成，能笑识人。乳母不得令生人抱之，及不令见非常之物。婴儿百晬任脉生，能反复，乳母当存节喜怒，适其寒温；婴儿半晬尻骨已成，乳母当教儿学坐；婴儿二百日外掌骨成，乳母教儿地上匍匐；婴儿三百日髌骨成，乳母教儿独立；婴儿周晬膝骨已成，乳母教儿行步。上件并是定法，盖世之人不能如法存节，往往抱儿过时，损伤筋骨，切宜谨之为吉。《小儿旧方妙选》

婴儿乳母须每日三时摸儿项后风池，若壮热者，即须熨之，使微汗即愈。谚云：戒养小儿，慎护风池。风池在颈项筋两转之边，有病乃治之。疾微慎不欲妄针灸，亦不用辄吐下。所以

---

① 侵早：天刚亮，拂晓。
② 谨卓：谨慎卓特。

然者，针灸伤儿经络，亦不可吐下，膈伤腑脏故也。同上

婴儿暑中常令在稍凉处，乳母勿禁新水，即不宜多。同上

凡浴儿，乳母当护儿背项，风邪自此宜入，使之发热成痫。《婴儿妙诀要方》

儿啼未定，气息未调，乳母勿遽以乳饮之，停膈而成呕吐。同上

初生婴儿乳哺得法。乳者奶也，哺者食也。乳后不得与食，哺后不得与乳。小儿脾胃怯弱，乳食相并，难以克化，幼则成呕，周岁以上而成乳癖、食癖结于腹中，作疼故也。大则成癖，小则成积疳气，自此始也。同上

乳母忧愁思虑，或有忿怨之气乳儿者，乳随气而上下，不能克化，故呕也。凡有此候，先解乳母，释其忿怒，然后服五膈宽中散，食后捏去败乳。服药过口即仰卧一时霎，令药行入乳脉。儿服沉香降气汤，乳母亦可服。同上

小儿脏腑娇嫩，易虚易实，本自无病，或因乳食不节，胃满而逆，或因乳母解脱取凉，风冷入乳，或乳母贪饮而又餐冷，冷气入乳，令乳变败。儿若吃之，随入儿腹，即成霍乱，或成吊肠啼叫，泄泻不止，此皆非儿之病也，乃乳母不适寒温，不能调护，使之其病。同上

乳母多食辛辣之物，令小儿成龟胸①之疾。亦曰②，肺热胀满，攻于胸膈，即成龟胸。出《钱氏小儿药证直诀》。又《圣惠方》论小儿龟背③：由儿令坐稍早，又客风吹着脊骨而入于髓，故背高如龟。

乳母常食粥，仍欲乳儿，先捻去少许即佳。《肘后方》

---

① 龟胸：即鸡胸。
② 曰：原作"目"，据寿养本改。
③ 龟背：即驼背。

乳母扁豆茎一升，炙令熟乃切之，人参三两，以水三升煎取一大升，去滓，取汁，煮粟米粥与乳母食之，良。常盖覆乳，勿令冷，佳。同上

乳汁勿投于地，虫蚁食之，令乳无汁，可沃东壁上，佳。《经效产宝》

乳母触冒风冷及饮食生冷等物，冷气入乳，儿若饮之，亦成霍乱。《巢氏病源》

妊　妇

妊娠一月，名始胚，饮精熟酸美受御，宜食大麦，无食腥辛，是谓才正。一月之时，血行否涩，不为力事，寝心安静，无念恐畏。妊娠二月，名始膏，无食辛燥①，居必静处，男子勿劳，百节皆痛，是为胎始结。二月之时，鬼精成于胞里，慎护惊动也。妊娠三月，名始胎，当此之时，未有定仪，见物而化，欲生男者操弓矢，欲生女者弄珠玑，欲子美好数视璧玉，欲子贤良端坐清虚，是谓外象而内感者也，无悲哀思虑惊动。妊娠四月，始受水精，以成血脉。食宜稻粳，羹宜鱼雁，是谓盛血气以通耳目，而行经络。四月之时，儿六腑顺成，当静形体和心志，节饮食。妊娠五月，始受火精，以成其气。卧必晏起，沐浴浣衣，深其居处，厚其衣裳。朝礼天光，以被寒殃。其食稻麦，其羹牛羊，和以茱萸，调以五味，是谓养气，以定五脏。五月之时，儿四肢皆成，无大饥，无甚饱，无食干燥，无自炙热，无大劳倦。妊娠六月，始受金精，以成其筋。身欲微劳，无得静处，出游于野，数观走犬，及视走马。食宜鸷鸟猛兽之肉，是谓变腠理纳筋以养其力，以坚背膂。六月之时，

---

① 辛燥：原作"辛澡"，据寿养本改。

儿口目皆成，调五味，食甘美，无大饱。妊娠七月，始受木精，以成其骨。劳身摇肢，无使定止，动作屈伸，以运血气。居处必燥，饮食避寒。常食稻粳，以密腠理，是谓养骨而坚齿。七月之时，儿皮毛已成，无太言，无号哭，无薄衣，无洗浴，无寒饮。妊娠八月，始受土精，以成肤革。和心静息，无使气极，是谓密腠理而光泽颜色。八月之时，儿九窍皆成，无食燥物，无辄失食，无忍大起。妊娠九月，始受石精，以成皮毛。六腑①百节，莫不毕备。饮醴食甘，缓带自持②而待之，是谓养毛发，致才力。九月之时，儿脉续缕皆成，无处湿冷③，无着炙衣。妊娠十月，五脏俱备，六腑齐通，纳天地气于丹田，故使关节人神皆备，但俟时而生。宜服滑胎药，入月即服。《徐之才逐月养胎方》

凡受胎三月，逐物变化，禀质未定，故妊娠三月欲得观犀象猛兽、珠玉宝物，欲得见贤人君子、盛德太师，观礼乐钟鼓俎豆，军旅陈设，焚烧名香，口诵诗书，古今箴诫，居处简静，割不正不食，席不正不坐，弹琴瑟，调心神，和情性，节嗜欲。庶事清净，生子皆良，善寿忠孝，仁义聪慧，无疾，斯盖文王胎教者也。《千金要方》

儿在胎日月未满，阴阳未备，腑脏骨节皆未成足，故自初迄于将产，饮食居处皆有禁忌。同上

妊娠七月后，先服枳壳散瘦胎。产前腹痛服四物汤，胞胎下血加胶、艾煎，入月切忌饮酒，恐产时心神昏乱。《集验方》

凡妇人妊娠之后以至临月，脏腑塞，关节不利，切不可多睡，须时时行步。不宜食粘硬难化之物，不可多饮酒，不可乱

---

① 六腑：原作"六脏"，据《徐之才逐月养胎方》改。
② 自持：原作"自时"，据《徐之才逐月养胎方》改。
③ 湿冷：原作"温冷"，据《徐之才逐月养胎方》改。

服汤药，亦不可妄行针灸。须宽心，减思虑，不得负重或登高涉险。若偶然胎不安腰痛者，须服安胎药一二服，得安即止。入月一日，贴产图并借地法于妊娠房内正北壁[①]上，仍依位设床帐，厚铺茵蓐，周密使无孔窍。夏月亦铺厚荐，用好油单薄席、纱帐以备之，常焚香令洁净。《产乳庆育集》

有孕妇人性宜宽慈，无妄愁忧，目勿斜视，耳勿倾听，安坐稳行，防诸不测。如此爱护，方保临产无虞。《正俗方》

妊娠之人，有宿挟癥疹，因而有娠，或有娠之时，节适乖理，致生疾病，并令腑脏衰损，气力虚羸，令胎不长。故须服药去其疾病，益其气血，以扶养胎也。《巢氏病源》

妇人妊身不欲见丑恶物食，当避异常味，不可见，免令儿缺唇。《琐碎录》

妊娠食鲤鱼及鸡子，令子多疳。《经效产宝》

妊娠食鸡子及干鲤鱼，令子多疮。《外台秘要方》

妊娠食鸡肉、糯米，令子多寸白虫[②]。同上

妊娠食雀肉并豆酱，令子满面皯𪒟黑子。同上

妊娠食山羊肉，令子多病。同上。又《食疗本草》云：妊娠人，勿多食羊。

妊娠食兔犬肉，令子无音声并缺唇。同上

妊娠食驴马肉，延月。同上

妊娠食椹并鸭子，令人倒出，心寒。同上

妊娠食骡肉，难产。同上

妊娠食雀肉、饮酒，令子心淫情乱，不畏羞耻。同上

妊娠勿向非常之地大小便，必半产杀人。同上

---

① 壁：原作"璧"，据文义改。
② 寸白虫：即绦虫。

妊娠勿食羊肝，令子多厄。同上

妊娠勿食鳖，令儿短项。同上

妊娠食冰浆，绝产。同上。又《本草》云：冰浆至冷，妇人怀妊不可食之。

妊娠食豆酱合藿，则胎堕。《产乳庆育集》

妊娠食生姜，令儿多指。同上

妊娠食田鸡、鳝鱼，令儿病哑。同上

妊娠食鲤鱼鲊脍、鸡子，令儿成疳多疮。同上

糜脂及梅李子，若妊娠妇人食之，令子青盲。《金匮要略方》

妊娠不得食浆水粥，令儿骨瘦不成人。《杨氏方》

妊娠食雀脑，令子雀目①。《本草》

妇人有妊勿服犀角，能消胎气。同上

怀孕人不可食茨菰。同上

妊娠人不得食螃蟹，令儿横生。《杨氏产乳方》

妊娠用大黄、黄芩、大青、石膏，皆能养护胎气，故用处甚多，本条不忌。今具妊娠所忌者药，如下：雄黄、雌黄、水银、粉锡、朴硝、飞生虫、溲疏、大戟、巴豆、野葛、牛黄、藜芦、牡丹、牛膝、桂心、皂角、蔺茹、踯躅、鬼箭、槐子、薏苡、瞿麦、附子、天雄、乌头、乌喙、侧子、蜈蚣、地胆、斑蝥、芫青、亭长、水蛭、虻虫、蟅虫、蝼蛄、蛴螬、蝟皮、蜥蜴、蛇蜕、蟹爪、芒硝、檗根、茵草、牵牛、半夏、虎掌、鬼臼、代赭、蚱蝉、麝香、桃仁、芫花、狼牙、生鼠。《论产生生新书》

怀孕妇人佩萱草花，生男子也。《风土记》：萱草，一名鹿葱，一名忘忧，一名宜男。《本草》

---

① 雀目：即夜盲。

卷第十

人事部五

产　妇

人处三才之间，禀五行之气，阳施阴化，故令有子。然五行虽复相生，而则柔刑杀，互相害克。至于将产，则有日游①、反支②禁忌，若犯触之，或横致诸病。故产时坐卧取处，须顺四时五行之气，故谓之产法也。《巢氏病源》

诸临产若触犯日游、反支③诸所禁忌，则令血气不调理而致运也。其运之状，心烦闷，气欲绝是也，故须预以法术防之。同上

凡产妇入月，切忌饮酒、叫怒，产时心神昏乱。《产论生生新书》

凡生产自有时节。产母初觉腹痛，痛不甚者名曰弄痛，且宜任意坐卧，勉强熟忍时吃软饭，如吃软饭不得，只吃粥及蜜汤，须时时强吃，免致临产气力虚赢。当弄痛时，先服琥珀汤一二服，若是产时，则痛渐密。若未当产时，则自然安帖。若腹痛渐甚，更且熟忍，直至连腰引痛，眼中火生，此是儿转。按《产乳庆育集》云：眼中如火生者，此是胎离肾经，儿遂产门也。方服滑胎榆白皮散一二服。又按《产乳庆育集》云：大凡生产，自有时候，不可强服催生滑胎之药也。

---

① 日游：日游神，又称日游巡。是中国民间信仰中，负责在白天四处巡游，监察人间善恶的神祇。

② 反支：反支日。古术数星命之说，以反支日为禁忌之日。

③ 反支：原作"及支"，形近之误，据文义改。

服药之法，切勿太早，须当其时，又旁人不得逼迫，且须令人扶策徐徐而行之。若行步稍难，即凭物立，须臾扶策再行，直至腹痛连腰相引作阵痛频，即服催生符丹药一服。更且勉强扶行，痛阵转甚，难以行立，认是产时将至，即服催生符毕，然后安详上草。上草之时，切勿太早，则子在腹中难以转侧。及胞浆先破，及至产门子道干涩，皆致难产。务要产妇惜力，或心中热闷，取白蜜一匙，新汲水调下，若未解，即吞生鸡子一个。又须子细体候直，待儿欲生，头面端正，逼迫产门，然后上草，令人抱腰也。同上

欲生产之时，取新汲水半升或半盏，顿服之。新产下亦宜便服此凉心经，血不上抢也。同上。又按《千金要方》云：儿始落，与新汲水五咽，忌与暖汤物。

抱腰之人，不得倾斜，则儿得顺，其理自然易产也。同上

有卧产者，亦须待卧定背平着席，体不伛曲，则子不失其道。苟不能依次，必致难产。同上

夫难产有六。凡妊娠六七月，胎已成形而尚不知禁忌，恣情交合，败精瘀血聚于胞中，是致子大母小，临产必难一也。何以知之？生下儿头上白膜一片，炽腻如胶，俗强名之曰戴白。生儿身有青有黑，俗强名之曰宿志，此皆入月交合所致也。如此则不特母病，其子亦生浸淫、赤烂疮，动逾岁月不差，可不戒哉。其次临产惊觉太早，大小挥霍，或信筮卜，说鬼祟，致令产妇心惊神恐，忧恼气乱。又为闲杂妇人、丧孝秽浊之人冲触，若不预为止绝，临产必难二也。凡临产，必腹作痛。坐婆疏率，不候时至，便令试水。及其儿转，便令坐草，坐草太早，儿转亦难，未当产时痛阵断续，风飒产门，产道干涩，临产必难三也。坐草既早，试水频并，胞浆先破，肠涩，临产必难四

也。乃至用力太过，抱腰不稳，产母困睡，坐立倾侧，胎死腹中，其为难产五也。儿虽已生，胞衣不下，败血入胞，胀满冲心，闷绝不醒，其为难产六也。同上

才得分娩①，切忌问是男是女，看血下多少，随证服压乌梅煎。良久吃粥，服四顺理中丸，便令人从心下按至脐腹，日五七次。若有疾，随证服药粥相间，频频服饵，且宜闭目而坐，背后倚物，左右看承。常令直立两膝，虽时眠睡，频令唤觉，过一复时方得上床，亦须立膝。高支床头，厚铺茵褥，遮围四向，窒塞孔隙，以御贼风。三日内服四物汤，恶露尽，脐下块散止。一腊之内，常闻醋烟，以防运②闷。一腊之后，渐加滋味，或以羊肉及雌鸡煮取浓汁作糜粥，直至百晬。常服羊肉当归汤、当归建中汤、四顺理中丸，日各一两服，以养脏腑，补血脉。两腊之后，方得食糜烂肉食。满月之内，尤忌任意饮食，触冒风寒，恣情喜怒，梳头用力，高声作劳工巧之类，及上厕便尿。如此节养将摄，以至百晬，始得气血和调，脏腑平复。设不依此，即致产后余疾。《集验方》

产妇虽是秽恶，然将痛之时，及未产已产，并不得令死丧污秽家人来视之，则生难。若已产者，则伤儿也。《千金要方》

妇女产乳，忌反支月。若值此月，当在牛皮上，若灰上勿令水血恶物着地则杀人。及浣濯衣水，皆以器盛，过此忌月乃止。同上

凡生产不依产图，脱有犯触于后，母子皆死。若不至死，即母子俱病，庶事皆不称心。

---

① 分娩：原作"分俛"，据文意改。
② 运：通"晕"。眩晕。《灵枢》："五阴气俱绝，则目系转，转则目运。"下同。

若能依图无所犯触，母即无病，子亦易养。<small>同上</small>

凡欲产时，特忌多人瞻视，唯得三二人在旁，待总产讫，乃可告语诸人也。若人众看之，无不难产耳。<small>同上</small>

凡产妇慎食热药热面，饮食当如人肌温温也。<small>同上</small>

凡欲临产时，必先脱寻常所着衣，以笼灶头及灶口，令至密，即易产也。<small>同上</small>

凡妇人生子毕，便扶上床，须臾饮童子小便一盏，亦须先备以薄荷叶养之。或产妇气盛，初经生产，觉气闷不安者，调七宝散一服，服之不可令产妇侧卧，且令立膝，未可伸足，又常令人以物自心腹捍趆①至脐下，使恶露不滞也。又令产妇常闻醋炭气，夏月房中不须着火煮粥并煎药之类，并须在房外。若于两三日间觉腹中时时撮痛者，此为儿枕痛②，凡须服治儿枕药一二服止。或于三五日之间觉头昏痛、身热、胸膈气刺者，此是乳脉将行，即服行乳脉药一二服。有不如此者不须服。若因床帐太暖，或产气盛，或素多喜怒，觉头目眩运，如在舟车，精神郁闷者，此是血运，即须服治血运药一二服止。或觉粥食不美，虚困，即服四顺理中丸一二服止。若不如此则不须服。又分娩之后，且吃薄粥，须看多少，不可令饱，频频少与之为妙，逐日渐增之。须是煮得如法，不用经宿者，不可令温冷不调，恐留滞成寒热也。不可多饮酒，以气虚消克未得，又恐作痰至一腊七日也。外恐吃物无味，可烂煮羊肉或黄雌鸡汁，略用滋味作粥食之，不可过多。今江浙间产多吃熟鸡子，云补，亦风俗也。满月之后，可食少面羹或软烂猪肉，亦不可多。若

---

① 捍趆：诸本同，疑误。《妇人大全良方》有"兼时时令人以物从心擀至脐下，使恶露不滞，如此三日可止"。

② 儿枕痛：病证名，指产后小腹疼痛。

新产定，不可食面早。若大便秘或小便涩，切不可服导利药，以其亡津液故。如此若便服导利药，则滑泄不禁，不可治也，切须戒之。若秘甚，必欲通利，可服和暖药即通。自产后将息如法，无诸疾苦者，亦须略备补益丸散，若四物汤、四顺理中丸之类，不可过多，又恐因药致疾，不可不戒也。未满月之间，不宜语笑，忧惶哭泣之类，强起坐，以至出月之后或作针线，恣食生硬，脱衣着风，运动起坐，或房室不戒，虽当时未觉为害，百日之后或成蓐劳，或头疼肢节如碎，或发寒热作渴，以至引起宿疾，无所不有。如产妇未出月间，欲得酒吃或服药者，可用净黑豆一升，炒令烟出，以无灰酒五升浇淋之，入好羌活一两，法去土，拍碎同浸之，当用此酒下药，或时时饮少许，可以辟风邪，养气血，下恶露，行乳脉也。如产妇傃不善饮酒，或夏月亦不须强饮，大抵产妇须是如法将息，百日外方为平复。《产乳庆育集》

夏月于门外烧砖，或以醋沃之，置于房中，体玄子借地法，咒曰："东借十步，西借十步，南借十步，北借十步，上借十步，下借十步，壁方之中四十余步，安产借地，恐有秽污。或有东海神王，或有西海神王，或有南海神王，或有北海神王，或有日游将军、白虎夫人，远去十丈，轩辕招摇，举高十丈，天符地轴，入地十丈，令此地空闲。产妇某氏，安居无所妨碍，无所畏忌，诸神拥护，百邪远去，急急如律令。欶前项借地法于入月一日，朱书一本，贴在产房内正北壁上，更不须避神杀也。"同上

儿衣于天德月空之处藏之，吉。《外台秘要方》

欲分娩者，先取醶醋以涂口鼻，仍置醋于旁，使闻其气，兼细细饮之，此为上法。如觉晕，即以醋喷面，苏来即饮醋，

仍少与解之。一云内少与水解之。《崔氏产书》

产后荣卫大虚，血气未定，食面太早，胃不能消也。化面毒，结聚胃脘，口干燥渴，心下痞闷。《三因极一病证方论》

产后有三种疾。郁冒则多汗，多汗则大便秘，故难于用药，唯麻子苏子粥最佳且稳。紫苏子、大麻子二味各半合净洗，研极细，用水再研，取汁一盏，分二次煮粥啜之。此粥不唯产后可服，大抵老人、诸虚人，风秘皆得力。《普济本事方》

产后不宜食生冷陈久滑物。《外台秘要方》

产后不可见狐臭人，善令产妇着肿。《云笈七签》

产后未满月饮冷水，与血相聚，令腹胀痛。《经效产宝》

产后恶露未止，食咸酸之物，遍体无血色，腹痛发寒热。同上

产后才分解了，烧秤锤江石令赤，置器中，向产母床前帐里投醋，淬之，得醋气，以除血晕之疾。十日内时时作此法，不妨晕者，如日月之有晕也。同上

产后昏运，由本来气弱，因去血过多，气无所主，精神不足，阴阳杂乱，谓之血运。急以炭火投醋中熏鼻，及以半夏末少许吹鼻中，即省。《全生指迷方论》

病　忌

病停痰留饮，呕逆①恶心，胸胁满痛，肠间漉漉有声，忌冷饮酒浆。虽经暖烫，亦不宜多。夏月水浆尤宜戒忌，糟淹②海味，脯鲝虾鲊，煎煿燥物，食之皆作痰，又发渴喜饮，饮多

① 呕逆：此后原衍"逆"字，据寿养本删。
② 淹：通"腌"。以盐渍食物。《盐铁论·散不足》："煎鱼切肝，羊淹鸡寒。"下同。

则必停留。饭宜过软，稠粥尤佳。猪羊精肉，头蹄肚肺肠脏，石子、白鱼、鲫鱼、鸡鹅凫鸭少用，以随粥饭。葱、韭、萝卜、芜菁、菘芥，以和羹臛①也。《食治通说》

痰癖吐逆，忌甘滑等物。《古今录验养生必用方》

下痢者食一切鱼必加剧，致困难治。《千金要方》

患痢人不可食酪。《孙真人食忌》

患痢人不可食马肉。《本草》。又《千金要方》云：下痢者食马肉，必加剧。

痢疾忌生冷油腻之物。《是斋百一选方》

病下痢多日，有全不度，米糁未思，食间不可强进。或欲引饮，勿与熟水白汤，煎薄粥通口饮之。或恶米糁，澄取清者亦可，但有谷液过膈，可以接养胃气，与少糟姜等下粥，切不可多盖，肠脏伤损，咽膈枯燥，唯糜粥为补。伤损之神膏，唯粥饮为润枯燥之甘露。虽有□方灵剂，仍有此二物相济，方能成再生之功效。《食治通说》

病消渴引饮，小便利多，忌酒面咸食，煎煿淹藏，甘蔗柑橘等。虽上燥虚烦，不可饮冷，冷饮入胃，津液愈不生，宜陈廪米煮取清饮，通口饮之。同上

消渴忌酒面、房室、鱼鸡、海物等。《养生必用方》

消渴病所忌者有三：一饮酒；二房室；三咸食及面。能忌此，虽不服药亦自可。消渴之人，愈与未愈，常须虑患大痈。《普济本事方》

病脚气，忌生冷粘硬物、湿面米粉。宜木瓜、栗子。《食治通说》

---

① 臛（huò 或）：肉羹。

患脚气人勿食甜瓜，其患永不除。《本草》

甜瓜，患脚气虚胀者如食之，其患永不除。《千金要方》

病脚气人不可食菘菜①。《琐碎录》

脚气诸风，并忌房室、鸡、猪、鱼、酒、蒜、瓜、瓠。《养生必用方》

患脚气人不可吃鲫鱼。《琐碎录》

有风病者不可吃胡桃，能发风。同上

暗风人不可啖樱桃，啖之立发。《本草图经》

凡中风毒之人切不得放睡，只可扶坐，救醒略与就枕，顷刻间又扶起，贵不昏也。《大智禅师必要方》

患风湿人及有风证人，不可食面。《琐碎录》

风眩癫痫，忌十二属肉。《养生必用方》

患风水气，不宜食栗子。《本草》

水病既愈，又须断盐二年，房室喜怒、滋味鱼肉、丧孝秽恶亦尔不能。忌慎专仰，药力未之闻也。《养生必用方》

患气者多食葱，发气上冲，人五脏困绝。《本草》

病水气肿胀，切忌盐酱味、酒面糯米，食一切冷硬物食。《食治通说》

病伤寒时气，初觉壮热，增寒头痛，肢体便屏一切常食，只吃淡粥将息。或未饥，不可劝勉。如渴欲引饮，煎薄粥汤，温饮数口。或焦渴思水，且与温汤。或大渴躁烦，取新汲水少饮细呷，勿极其意，令饮薄粥，略要米糁，以滋养胃气。如已得正汗身凉，和后尚欲饮冷，谨勿与之粥，当撙节，免致因食劳复病，再作伤寒。感冷中湿，伏暑将养，仿此。同上

---

① 菘菜：即大白菜。

时病差后，食一切肉并蒜食，竟行房，病发必死。《千金要方》

时病后未健，食生青菜者，手足必青肿。同上

时病差未健，食青菜，竟行房，病更发必死。同上

热病差后，勿食羊肉，发热杀人。《本草》

时行病起食鱼鲙，令人胃弱。同上

天行病①后，不可食蛏。同上

天行病后，不可食黄瓜、越瓜。同上

热病后十日，不可食热韭，食之即发困。《本草》

时行病起食鳝鱼，令人再发。《食疗本草》

时病后不可食鲤鱼，再发即死。同上

伤寒病初差，不可过饱及劳动，或食羊肉，行房事，与食诸骨汁并饮酒。病方愈，脾胃尚弱，食过饱，不能消化，病即再来，谓之食复。病方愈，气血尚虚，劳太早，病即再来，谓之劳复。又，伤寒食羊肉、行房事，并死。食诸骨汁、饮酒者，再病。庞安常每云，饮酒者亦死。

时气病愈后百日之后，禁食猪、犬、羊肉，并伤血。及肥鱼、油腻干鱼，则必大下痢，下则不可复救。又禁食面、葫、蒜、韭、薤、生菜、虾鲤辈，食此，多致伤发则难治。又令到他年数发也。葛洪《肘后方》

新病、新汗解，勿饮冷水，损人心腹，不平复。《云笈七签》

痼疾人不可食熊肉，令终身不愈。《金匮要略方》

腹内有宿病无食陵鲤鱼②肉，害人。《千金要方》

---

① 天行病：时疫。

② 陵鲤鱼：即鲮鲤，为穿山甲中的一种特殊种类，因其活动区域在一些大型的墓葬山陵附近，故名。

有疝疾人不可食雉肉。《本草》

瘦恶者不可食獐肉，发痼疾。同上

患冷人勿食羊乳酪。《食疗本草》

有冷气人不可食乌芋。《本草》。又《食疗》云：亦不可扁豆。

痼冷忌冷物，积热。忌热物，如鱼酒之类。《养生必用方》

脾胃五噎①、胀满等病，忌生冷粘滑。同上

肺萎、肺痈通忌房室、鱼酒、热面。同上

发背痈疽后，大忌房室、鱼酒、喜怒、作劳。同上

患疖之时，不可食姜并鸡肉，要结实作块。《琐碎录》

病寒热诸疟，宜糜粥软饭将息。暂断一切鱼肉，忌酒果生冷及难消化物，不发旬日，方可少进面食。于常食平善鱼肉中，除羊肉外，选用一味，以过粥饭菜蔬，除黄瓜、茄子、苦荬、胡荽外，皆可为羹。无令过多，免伤动胃气，必不至再发也。潮热骨蒸，寒热往来，诸病将养，仿此。《食治通说》

患疟人食羊肉，令发热困重致死。《本草》

腹中宿癥病者食鲤鱼肉，害人。《千金要方》

癥瘕积聚，通忌生冷醋滑物。《养生必用方》

暴下后饮酒者，膈上变为伏热。《千金要方》

暴下后不可食羊肉、髓及骨汁，成烦热难解，还动利。同上

病咳嗽上喘，忌酒面咸食，生冷果实，陈腐淹藏，煎燥炮炙物。宜猪羊肺。《食治通说》

病咯血、吐血，宜粳糯米合和煮粥，切忌酒面煎煿、淹藏海味、硬冷难克化物，煮小豆、绿豆以和糜粥汤，炸连节嫩藕、

---

① 五噎：病证名。气噎、忧噎、食噎、劳噎、思噎五种噎证。

芜菁、波稜①以为蔬菜也。鼻衄、齿衄诸血病将养，仿此。同上

病肠风五痔②、大便下血，忌鸡雉、蟹鱼、鳖脯、鲞、莼菜、芋头、茨菰、酒果冷硬、煎煿湿面。同上

病大便秘涩，忌炙煿干燥物。糯米食、赤豆、黍秫、猪羊肝、诸色鱼脯鲞、枣、栗菜，不可生啖。同上

病小便淋涩，忌盐醋浓味、酸甘果实、酒面秫糯、煎煿燥物。同上

病差人勿食薄荷，令人虚汗不止。《本草》

牙齿有病人，切忌啖枣。同上

病眼禁冷手冷物，不尔作疮。日以热汤俟通手洗沃，百十过瞑目，少时甚佳。《养生必用方》

有眼疾不可浴，浴则病甚，至有失明者。方氏《泊宅编》

有目疾切忌浴，令人目盲。《遁斋闲览》

狐臭忌五辛、狐肉。《养生必用方》。又《本草》云：胡臭人不可食芸薹。

金疮勿食梨，令人萎困寒中。《千金要方》

食马肉，杀人。《龙鱼河图》

有霍乱疾，勿使冷食。《真诰》

患瘿疾，忌姜辛③、猪鱼、生菜、辛菜、吹火、读诵及大语用气。《千金要方》

凡口疮忌食咸腻及热面、干枣等。宜纯食甜粥，勿食盐菜，三日即差。同上

---

① 波稜：亦作"波棱""菠薐"，即菠菜。
② 五痔：病证名，痔疮五种类型的合称。唐·孙思邈《千金要方·五痔》："夫五痔者，一曰牡痔，二曰牝痔，三曰脉痔，四曰肠痔，五曰血痔。"
③ 辛：原作"卒"，据《千金翼方》卷二十改。

病癫之人忌食癫六畜肉，食之者，癫发之状悉象之。《巢氏病源》

癫者不可食醴鱼。《齐人千金月令》

失心人食獐心及肝，便迷乱，无心绪。《食疗本草》

凡患疮疖者，切须忌茶。《本草》

有疮者不可食蠡鱼，令人瘢白。同上

患寒热病者不可食扁豆。同上

冒冷者不可食粟米。同上

久病人食柰子，病尤甚。《千金要方》

赢瘦者不可食生枣。同上

病人不可多食柰，令臆胀。《太平御览》

产后忌生冷物，唯藕不同。生冷为能破血故也。《食疗本草》

发热病人不宜多食莼。同上

患冷人不可多食茄子，发病损人。《本草》

患鼻中息肉，忌作劳及热食并蒜、面百日。同上

黄疸病忌面肉、醋鱼、蒜韭、热食，犯之即死。同上

凡中风，多由热起，服药当须慎酒面、羊肉、生菜、冷食、猪鱼鸡牛马肉、蒜，乃得差。同上

卷第十一

屋寓部①

屋　舍

宅欲左有流水，谓之青龙；右有长道，谓之白虎；前有污池，谓之朱雀；后有丘陵，谓之玄武。为最贵地，若无此相，凶。不然种树，东种桃柳，南种梅枣，西栀榆，北奈杏。《地理新书》

宅东有杏树，凶；宅北有李、宅西有桃，皆为淫邪；宅西有柳，为被刑戮。宅东种柳，益马；宅西种枣，益牛；中门有槐，富贵三世；宅后有榆，百鬼不敢近。同上

凡宅东下西高，富贵雄豪；前高后下，绝无门户；后高前下，多足牛马。

凡宅地欲平坦，名曰梁土，后高前下，名曰晋土，居之并吉；西高东下，名曰鲁土，居之富贵，当出贤人；前高后下，名曰楚土，居之凶；四面高中央下，名曰卫士，居之先富后贫。同上

凡宅不居当冲口处，不居古寺庙及祠社炉冶处，不居草木不生处，不居故军营战地，不居正当水流处，不居山脊冲处，不居大城门口处，不居对狱门处，不居百川口处。同上

凡宅东有流水达江海，吉；东有大路，贫；北有大路，凶；南有大路，富贵。同上

凡树木皆欲向宅，吉；背宅，凶。凡宅地形，卯酉不足，

居之自如；子午不足，居之大凶；子丑不足，居之口舌。南北长东西狭，吉；东西长南北狭，初凶后吉。同上

凡人居，洪润光泽阳气者，吉；干燥无润泽者，凶。同上

凡宅前低后高，世出英豪；前高后低，长幼昏迷。左下右昂，男子荣昌，阳宅则吉，阴宅不强；右下左高，阴宅丰豪，阳宅非吉，主必奔逃。两新夹故，死须不住；两故夹新，光显宗亲；新故俱半，陈粟朽贯。实东空西，家无老妻；有西无东，家无老翁。坏宅留屋，终不断哭；宅材鼎新，人旺千春。荐屋半柱，人散无主；间架成只，潜资衣食；接栋造屋，三年一哭。同上

凡住祖父之宅而欲修造，即依祖上，作阳宅、阴宅，运用方隅，如是则累代富贵，子孙隆盛。如居处不利，即宜转阳作阴，或移阴为阳，吉。同上

凡人居止之室，必须周密，勿令有细隙，致有风气得入。小觉有风，勿强忍之，久坐必须①急急避之。《千金要方》

居处不得绮靡华丽，令人贪婪无厌，乃患害之源，但令雅素净洁。同上

盖屋布椽，不得当柱头梁上著，须是两边骑梁著。云不得以小压大也。《琐碎录》

凡造屋，切忌先筑墙围并外门，必难成。同上

凡起新屋，防木匠放木笔于屋柱下，令人家不吉。更防有倒木作柱，令人不吉。同上

起宅毕，其门刷以醇酒及散香末，盖礼神之至也。同上

人家不可多种芭蕉，久而招崇。同上。又云：人家房户前不宜多

---

① 必须：原作"公须"，据《相宅经》改。

种芭蕉，俗云引鬼。又云：妇人得血疾。

住宅四畔，竹木青翠，进财。《鲁般宅经》

屋架与间不欲双，须只为大吉。水檐头相射，主杀伤。内射外，外人死；外射内，内人当。凡屋外檐，广阔为上，不得逼促。斜雨泼壁，家多痢疾。风吹不着，不用服药。廒屋漏浆，新妇无良。梁栋偏欹，家多是非。屋势倾斜，赌博贪花。瓦移栋摧，子孙贫羸。同上

凡柱尾为斗，枋尾为升。升在斗下为不顺，主有不孝子弟。斗在升下，大吉。同上

凡桁梁以木头朝柱，主人大吉，木匠有成。同上

宅四面交冲，使子孙怯弱。《八王子宅经》

古路灵坛、神前佛后、水田爨灶①之所，其地并不堪居。同上

宅若前高后下，法主孤儿寡妇。令男子懒惰，使女子淫奔。同上

宅中聚水汪汪，养蚕桑之难得。同上

屋头有厦，衰病莫不由斯。同上

桑树不宜作屋木，死树不宜作栋梁。《袁天罡阴阳禁忌历》

何谓安处？曰：非华堂邃宇，重裀广榻之谓也。在乎南向而坐，东首而寝。阴阳适中，明暗相半。屋无高，高则阳盛而明多；屋无卑，卑则阴盛而暗多。故明多则伤魄，暗多则伤魂。人之魂阳而魄阴，苟伤明暗则疾病生焉。此所谓居处之高，尚使之然，况天地之气有亢阳之攻肌，淫阴之侵体，岂不防慎哉！修养之渐，倘不法此，非安处之道。术曰：吾所居室，四边皆

---

① 爨（cuàn 窜）灶：炉灶。

窗户，遇风即合，风息即开。吾所居座，前帘后屏，太明则下帘，以和其内映。太暗则卷帘，以通其外曜。内以安心，外以安目。心目皆安，则身安矣，明暗尚然。况太多事虑、太多情欲，岂能安其内外哉？故学道以安处为次。《天隐子》

楼

居宅造楼，莫近街头。低吉高凶，能招五通。《总圣历》

门楼重屋须荣贵。《袁天罡阴阳禁忌历》

厅 堂

居宅厅后，不宜作龟头。《琐碎录》

画堂应干，须用偶数，则室家和睦。同上

私居厅不必广大，亦要数只。厅上单栋，恐招内政预事。同上

私居堂要十分华饰，夫妇偕老，子孙昌盛。同上

有厅无堂，孤寡难当。同上

堂前有榴树，吉。《地理新书》

南厅连于西屋，令岁月之忧煎。《八王子宅经》

拆里为厅终不利，折厅为里则无妨。《袁天罡阴阳禁忌历》

庭 轩

大树近轩，疾病连绵。《总圣历》

人家种植中庭，一月散财千万。《八王子宅经》

中庭种树主分张。《袁天罡阴阳禁忌历》

门庭双枣喜加祥。同上

庭心树木名闲困，长直①庭心主祸殃。同上

---

① 直：同"植"。

房室床帐附

人卧室宇，当令洁盛。盛则受灵，不盛则受故气。故气之乱人室宇者，所为不成，所作不立，一身亦尔。当数洗沐澡洁，不尔无冀①。《真诰》

人卧床当令高，高则地气不及，鬼吹不干。鬼气之侵人，常依地而逆上耳，高调三尺以上也。昔有人病在地，卧于病中，乃见鬼于壁穿下，以手为管吹之，此即是鬼吹之事也。同上

房室当头莫安柜，房门两壁莫开窗。《袁天罡阴阳禁忌历》

房门不得正对天井，主此房人口频灾。《鲁般宅经》

灶房门亦不可对其房门，主口舌病患。同上

挂帐不用闭日②，犯者蚊蝇扇不可尽。须用水，闭日为佳。若用土，闭日泥饰屋宇，蚊不入，累效。《琐碎录》

门　户

凡门以栗木为关者，夜可以远盗。《从容录》

凡门面两畔壁须大小一般。左大换妻，右大孤寡。《鲁般宅经》

门面上枋，空蛀窟痕，主动温疮痍之疾；门栋柱不着地，无家③长栋柱空蛀，家长聋盲；门塞栋柱家忧惧，退财破田血畜耗。如④大门十柱，小门六柱皆着地，吉。门高于壁，法多哭泣⑤；门装虚坐，频招瘟火；粪屋对门，痈疖常存；仓口向

---

① 无冀：没有希望。
② 闭日：黄历中与黄道吉日相对的黑道凶日。闭日可以收敛、埋葬，余事不宜。
③ 家：原作"穿"，据《居家必用事类全集》改。
④ 如：原作"妒"，据《居家必用事类全集》改。
⑤ 哭泣：原作"哭血"，据《居家必用事类全集》改。

门，家退动瘟；捣石门居，屋出离书；门前直屋，家无余谷；门口水坑，家破伶仃；大树当门，罗鼓天瘟；墙头冲门，常被人论；交路夹门，人口不存；众路直冲，家无老翁；门被水射，家散人哑；神社对门，常病时瘟；门中水出，财散冤屈；门着井水，家招神鬼。同上

正门前不宜种柳。《琐碎录》

所居向巽①方开门，及隙穴开窗之类，立有灾害无免者。日夜忽于官舍正厅、私家正堂南向坐，多招异事。当门勿安卧榻，不利。同上

庚寅日不可作门，门大夫死日。同上

人家门左右不可安神堂，主三年一次哭。同上

扫粪草置门下，令人患白虎病。东人呼为历骨风、白虎鬼。如猫在粪堆中，亦云粪神。疗法以鸡子揩病人痛，咒头送着粪堆，头勿反顾。《本草》

凡宅门下水出，财物不聚。《地理新书》

东北开门，多招怪异之重重。《八王子宅经》

宅户三门莫相对。《袁天罡阴阳禁忌历》

门前青草多愁怨，门外垂杨非吉祥。同上

水路冲门，悖逆儿孙。《总圣历》

井灶 锅釜附

勿跂井，今古大忌。《云笈七签》

见露井莫窥，损寿。《琐碎录》

俗以清明日淘井为新。同上

以铅十余斤填之井中，水清而甘。同上

---

① 巽（xùn 训）：八卦之一，代表风。

凡开井近江近海处，须择江风顺日开，则吹江水之泉脉，必甘。若海风顺日，则吹海水入泉脉，必咸。谓如江在井之西南方，是日有西南风，则凿之。同上

禳井沸，取东向三百六十步内，觅一青石，以酒煮，放井中立止。同上

卯不穿井，甘泉不香。《彭祖百忌日》

勿塞故井，令人耳聋目盲。《巢氏病源》

凡堂前不可穿井。《鲁般宅经》

男子窥井，妇人上灶，皆招口舌意外之祸。《琐碎录》

勿越井越灶。《感应篇》

井于灶边，虚耗年年。《总圣历》。又《琐碎录》云：井若近灶，年年虚耗。

井灶相看，法主男女之内乱。《八王子宅经》

井灶不可令相见，女子祭灶事不祥。《袁天罡阴阳禁忌历》

井北灶南家五逆，井畔栽桃物业荒。同上

厅内堂前难凿井，主人堂后莫开泉。同上

刀釜不宜安灶上。同上。又《琐碎录》云：灶上不可放刀，家不安。

簸箕放灶前，令人家不安。《琐碎录》

凡于厅屋安灶，两火煌煌，主有灾殃。同上

践坏灶土，令人患疮。《酉阳杂俎》

灶前无礼家必破，灶前歌笑要惊惶。《袁天罡阴阳禁忌历》

粪土无令壅灶前。同上

灶中午夜绝烧烟。同上。午夜乃是后帝灶君交会之夜，宜避之，即安。

妇人勿跂灶坐，大忌。《云笈七签》

向灶骂詈不祥。同上

不可对灶吟咏及哭。《感应篇》

不可灶火烧香。同上

作灶法：长七尺九寸。上象北斗。下应九州。广四尺，象四时。高三尺，象三才。口阔一尺二寸，象十二时。安两釜，象日月。突大八寸，象八风。须备新砖净洗，以净土和合，香水合泥，不可用壁泥相杂，大忌之。以猪肝和泥，令妇人孝顺。《阴阳百忌历》

凡作灶泥，先除地面土五寸，即取下面净土，以井花水井香合泥，大吉。同上

凡灶面向西、向南吉，向东、向北凶。同上

灶神晦日归天，白人罪。《淮南》

灶主食，梦者得食。《解梦书》

子孙满堂，灶在明堂，徵音明堂在午，宫音明堂在子，羽音明堂在戌，商角音明堂在申。《地总圣历》

丙丁作灶引火光。《袁天罡阴阳禁忌历》

凡遇釜甑①鸣，鬼名婆女，但呼其名字，亦不为灾，却招吉利。《阴阳百忌历》

釜鸣不得惊呼，须一男子作妇人拜，即止。或妇人作男子拜，亦止。《琐碎录》

釜鸣甑虚，气充则鸣，非怪。但揭去盖即已。同上

凡人家厨下头锅，遇夜须刷洗净，满注水，不可令干如空，则使主人心焦。同上。又《袁天罡阴阳禁忌历》云：锅釜夜深莫停水。

养生类纂

一〇〇

---

① 釜甑（zèng 赠）：釜和甑，皆古炊煮器名。

天　井

凡四向堂屋前，着过道中亭，有二天井，象日月，为屋有眼目，主大发少灾。若只作一天井亦发，只是多出患眼，及损少丁妇。《鲁般宅经》

天井著花栏，主淫佚①。同上。又云：天井置栏，主病心痛、障眼。著花栏小口患。

凡人家天井方为上，不可直长，主丧祸。同上

厅前天井停水不出，主病患，父子相拗，有下湿②肠风之疾，及漏肚伤孕之厄。同上

天井栽木大凶。同上

天井内不可种花，招妇人淫乱。《琐碎录》

窗

门壁有窗招横事。《袁天罡阴阳禁忌历》

开天窗宜就左边，乃青龙开眼，吉。《琐碎录》

沟　渎

沟渠通浚，屋宇洁净，无秽气，不生瘟疫病。《琐碎录》

水路冲门，悖逆儿孙。水穿宅过东流，无祸。《总圣历》

水若倒流宅，主女为家长。《八王子宅经》

水从门出，主耗散之贫穷。同上

勿塞沟渎，令人目盲。《云笈七签》

厕

凡人上厕之时，先离厕前三五步，咳嗽三两声，其神在厕

---

① 淫佚：淫逸放荡。
② 湿：原作"混"，据《居家必用事类全集》改。

中即自然回避。《清楼经》

上厕不得唾于厕中，并唾于四面，及唾于壁上厕神，免得生疮痍。其神凡事护佑，不敬不信，即恐损灾其身。同上

凡有三二岁以下男女，抛粪于厕中，多有触犯，缘有奶腥气。并外来尿粪，恶气冲其厕神并受粪夫人，立有灾咎。同上

凡男子上厕，不得科头跣足①。若有此犯，公私之人遭牢狱之厄。同上

凡置得新厕，即便除却旧厕。其旧厕之内粪亦尽除，恐遭殃祸。当除之时，以水安厕中令满，莫言除厕，只言除水。同上

凡人家不得以灰弃厕中，及将盖不净，令人家贫、有大凶。同上

厕神姓郭名登，是游天飞骑大杀将军，不可触犯，能赐灾福。凡祭祀不可呼神名，避之吉。同上

每逢六夜莫登厕。《袁天罡阴阳禁忌历》

灶灰撒厕招官事。同上

厕中生蛆，以莼菜一把投于厕瓶中，即无。《琐碎录》

---

① 科头跣（xiǎn 显）足：光着头赤着脚。科头，不戴帽子；跣足，光脚。

卷第十二

服章部

衣　服

凡人旦起着衣反者，更着之，吉。《千金要方》

春天不可薄衣，令人伤寒、霍乱、食不消、头痛。同上

衣光者当尸三振之，曰殃去，吉。同上

湿衣及汗衣皆不可久着，令人发疮及风瘙。同上

大汗能易衣，佳。不易者，急洗之，不尔令人小便不利。同上

凡大汗勿偏脱衣，喜得偏风，半身不遂。同上

先寒而衣，先热而解。《抱朴子》

大汗急傅粉，着汗湿衣，令人得疮，大小便不利。《养生要集》

凡人不可北向脱衣。《酉阳杂俎》

衣服勤洗浣，以香沾之，身数沐浴令洁净，则神安道胜也。沈存中《志怀录》

凡衣服、巾、栉、枕、镜，不宜与人同之。《齐人千金月令》

衣服不宜买而衣之。同上

衣服衫□□①裙，忽白交蚀者，大凶。《百怪书》

衣服上忽生斑痕，或忽染胭②脂粉黛，或忽有孔穴似刀剪者，并不祥。同上

---

① 　□□：此处版蚀二字，无可考。
② 　胭：原作"烟"，形近之误，据文义改。

衣服裙裤被鼠咬，有喜事。同上

衣服上忽闻馨香者，喜庆至。忽闻臭秽者，主疾病，大凶。同上

冠　带

忽面北冠带，凶。《千金要方》

幞头①、腰带莫同安。《袁天罡阴阳禁忌历》

五日不冠带，主有非殃。《总圣历》

鼠咬人幞头、帽子、巾带、衫领者，主得横财喜事，百日内至。《百怪书》

茵　褥

虎豹皮不可作茵褥，令人目暗，须毛刺人疮痏中，能杀人。《琐碎录》

鹅毛选轻茸细毛夹布为褥，俗云鹅毛柔暖而性冷，偏宜覆婴儿，兼辟惊痫也。同上

鸟毡久卧，吸人脂血，令人无颜色。《本草》

鞋　履

夜卧，履不可仰，须是相合。不然，置床上亦可。《琐碎录》

夜卧，以鞋一覆一仰，即无魇、恶梦。同上

切忌莫烧破鞋履，儿孙长大没文章。《袁天罡阴阳禁忌历》

下床蹑履之际，三称大吉。《云笈七签》

凡上床，先脱左足履。同上

凡欲坐，先解脱右靴履，大吉。《千金翼方》

---

① 幞（fú服）头：代替冠帽约束长发的头巾。

卷第十三

食馔部一

饮 食

凡饮养阳气也，凡食养阴气也。欲养阳气也，故有药食。养阴养阳也，故无药，凡声阳也。《礼记》

当食不叹。同上

不饥强食，则脾劳不渴，强饮则胃胀。食欲常少，勿令虚。冬则朝勿虚，夏则夜勿饱。《老子养生要诀》

君子慎言语，节饮食。《周易》

王叔和洞识摄生之道，常谓人："日食不欲杂，杂则或有所犯。当时或无灾患，积久为人作疾。寻常饮食，每令得所多食，令人膨亨①短气，或致暴疾。夏至秋分，少食肥腻、饼臛之属，此物与酒食瓜果相妨。当时不必习病，入秋节，变阳消阴息，寒气总至，多诸暴卒。良由涉夏取冷大过，饮食不节故也。而不达者，皆以病至之日便谓是受病之始，而不知其所由来者渐矣，岂不惑哉？"《养生论》

勿跳食②。《感应篇》

美食不熟嚼，生食不粗吞。《千金要方》

食上不得语，语与食者常患胸背痛。同上

善养性者，先饥而食，先渴而饮。食欲数而少，不欲顿而多，则难消也。常欲令如饱中饥，饥中饱耳。盖饱则伤肺，饥

---

① 亨：底本无，据《三元参赞延寿书》卷三补。
② 跳食：跳过食物，引申为践踏、不尊重食物。

则伤气。故每学淡食，食当熟嚼，使米脂入腹。同上

人之当食，须去烦恼。同上

食毕当漱口数过，令人牙齿不败、口香。同上

每食讫，以手摩面及腹，令津液通流。同上

食毕当行步踌躇，计使中数里。行来毕，使人以粉摩腹上数百遍，则食易消，大益人，令人能饮食，无百病。同上

饱食仰卧成气痞，作头风。同上

触寒来者，寒未解食热食，成刺风。同上

凡热食汗出，勿当风，发痉头痛，令人目涩多睡。同上

饱食即卧，乃生百病，不消成积聚。同上

人不得夜食。又云夜勿过醉饱。同上。又云一日之忌，暮无饱食。

食勿精思，为劳苦事，有损余，虚损人。常须日在巳时食讫，则不须饮酒，终身无干呕。同上

饮食上蜂行住，食之必有毒。同上

湿食临上看之不见人物影者，勿食之，成卒注。若已食腹胀者，急以药下之。同上

热食伤骨，冷食伤肺。热无灼唇，冷无冰齿。《千金翼方》

食勿大言、大饱，血脉闭。同上

夜藏饮食不密，鼠泪滴器中，食之得黄疾。《遁斋闲览》

凡饮食不可放在露天，恐飞丝堕饮食中。食之咽喉生疱，急以巴豆、白矾烧灰吹入口内，或急擦，即差。《琐碎录》

夜半勿饮食。又云夜食损寿。同上。又《云笈七签》云：酉后不饮食。

饱食不用坐与卧，欲得行步，务作以散之。不尔，使人得积聚不消之疾，及手足痹蹶，面皮鼁皱，必损年寿也。《云笈七

签》

饮食伏床，凶。同上

不可向北吃食。同上

今人食冷物必饮汤，将温其脾。已水其脾，何温之有？不若未食冷物，先饮汤温之，继食冷，无患。《翰府名谈》

每食毕，即呵出口中食毒浊气，永无患矣。《幻真先生服内元气诀法①》

慎勿饱，饱即伤心。同上。又《千金要方》云：饱则伤肺，饥则伤气。

食毕当漱口数过，不尔使人病龋齿。《巢氏病源》

临食上，勿道死事，勿露食物，来众邪气。《正一平经②》

食之有斋戒者，斋乃洁净之物，戒乃节慎之称。有饥即食，食勿全饱，此所谓调中也。百味未成熟勿食，五味太多勿食，腐败闭气之物勿食，此皆宜戒也。手常摩擦皮肤，温热熨去冷气，此所谓畅外也。此是调理形骸之法。《天隐子》

色恶不食，臭恶不食，失饪不食，不时不食。《论语》注云：色恶不食，臭恶不食者，谓饭③食及肉颜色香臭变恶者，皆不食之；失饪不食者，谓失生熟之节也；不时不食者，谓非朝夕、日中时也。

食饮以时，饥饱得中，水谷变化，冲气和融，精血以生，荣卫以行，脏腑④调平，神志安宁。正气冲实于内，元真通会于外，内外邪沴⑤，莫之能干，一切疾患，无从所作也。《食治通

---

① 幻真先生……诀法：原作"幼真先生□内元气□法"，据《云笈七签》卷六改。

② 正一平经：原作"正一平"，据前文改。

③ 饭：底本无，据《论语注疏》卷十补。

④ 脏腑：底本无，据《食治通说》补。

⑤ 沴（lì立）：灾害。

食饮之宜，当候已饥而进食，食不厌熟嚼；仍候焦渴而引饮，饮不厌细呷。无待饥甚而后食，食不可大饱；或觉微渴而省饮，饮不欲太频。食不厌精细，饮不厌温热。同上

食无生冷、坚韧、焦燥、粘滑物，伤则胃中水谷易于腐化。同上

好食生冷者，将为腹痛、心疼、呕吐、泄利之疾。同上

好食炙煿者，将为口疮、咽痛、壅热、痈疡之疾。同上

食物饱甚，耗气非一。或食不下而上涌、呕吐以耗灵源，或饮不消①而作痰咯唾，以耗神水。同上

偶食物饱甚，虽觉体倦，无辄就寝，可运动徐行，约百余步，然后解带、松衣、伸腰、端坐，两手按摩心腹，交叉来往约一二十过，复以两手自心胁间按捺，向下约十数过，令心腹气道不至壅塞过饱，食随手消化也。同上

当盛暑时，食饮加意调节，缘伏阴在内，腐化稍迟。又果瓜园蔬，多将生啖，苏水桂浆，唯欲冷饮，生冷相值，克化尤难。微伤即飧泄，重伤即霍乱吐利。是以暑月食物尤要节减，使脾胃易于磨化，戒忌生冷，免有腹脏之疾也。同上

暑月瓷器如日晒着，不可便盛饮食。《琐碎录》

铜器盖食器上，汗滴食中，令人发恶疮内疽。《金匮要略方》

吴楚之人，每中脘有疾，悉谓脾病。胸腹痛不以虚实，悉谓脾病。凡脾药皆椒、姜、桂、附之类。又盛夏必热食，居密室服药，习以为常。余劝以夏当寒食，高居以远炎暑。则曰：吴楚与北人异，以此自将安乐，充实岂不难哉。《经》云：春夏

---

① 消：底本无，据《食治通说》补。

养阳，秋冬养阴，赖天地之柔刚。注：阴根于阳谓五月，五阳一阴始生，圣人春食温，夏食寒，以抑阳扶阴。十一月，五阴一阳，故热食附炎以抑阴扶阳，反此者是谓伐根。盛夏热食，穷冬寒食，以自取困踣①，吾未如之何。《孝保全信劝方》

一日之忌：暮无饱食物，至饱已伤肠胃。又人之阳气，随日升沉，日中则隆，日西则虚。无劳扰筋骨，当休息肢体，力省运行，食难②磨化，或即就寝，不免重伤。故云：夜食饱甚，损一日之寿也。《千金翼方》

鱼枕器以盛饮食，遇虫毒辄爆裂。《遁斋闲览》

杂 食

食包子时，用醋蘸，免四气。盖包子包气，醋破也。《琐碎录》

馒头后供梅血羹者，馒头包气，血破气也。同上

食糍不可食虾，杀人。同上

啖糍饵之类过多，觉不快者，唯饮酒至醉。则既醒之后，所苦皆差，其效过于服药。陈橘皮汤亦能解。同上

馄饨与饭同食，则胸膈不隘。同上

庖馔失度，炙煿热食，旋鲊③生钉④不可食。《食治通说》

每向夜食，不得多吃鸡鸭、猪脚等物，及吃难消筋皮之物，多食必有霍乱。《四时养生论》

修道欲得见真的，饮食之中堪者吃。淡粥朝飧渴自消，油

---

① 困踣（bó 帛）：困顿潦倒。
② 难：底本无，据《三元参赞延寿书》卷三补。
③ 旋鲊：经过食盐或酒糟短暂腌渍，其肉尚鲜嫩，宜即时食用的鱼。
④ 生钉（dìng 定）：将已收浆的青麦穗去掉麦芒，炒熟，搓去麦壳扬净，再用石磨磨成丝状，色泽青绿有一股特有的麦清香，味微甜。

麻润喉足津液。就中粳米饭偏宜，淡面馄饨也相益。好酎①饮时悖气消，生椒服之百疾息。食前常咽六七咽，以食为主是准则。饭了须呵三五呵，免教毒气烦胸臆。《胎息秘要诀》

勿食一切杂熏腻五辛，留滞冷滑之物。若食之，令三尸浊，触五神。《太乙真君五诫》

勿食父母本命所属肉，令人命不长。《千金要方》

勿食自己本命所属肉，令人魂魄飞扬。同上

每食不用重肉，喜生百病。常须少食肉，多食节及少苣菜，并勿食生菜、生米、小豆、陈臭物。同上

一切诸肉煮不熟，生不敛者，食之成瘕。同上

勿食生肉，伤胃。一切肉惟须煮烂，停冷食之。同上

勿食一切脑，大损人。同上

祭神肉，无故自动，食之害人。同上

凡肉生熟，脯肉等同，以器盖密使气不泄者，肉汁同食之，杀人。《食禁方》

凡肉中有米点，或自动，或堕地而尘不污者，皆不可食。同上

凡食生肉，饱饮乳，谓酥酪之类，变成白虫。同上

凡六畜自死及疫死者，皆有毒，不可食。食之，令人心烦闷而吐利无度。同上

凡六畜毛并蹄之甲，皆有毒，不可食之。同上

凡六畜肉热血不断者，不可食。若肝青，或五脏着草自动，及得咸醋不变色，或堕地不污者，皆有毒，杀人。同上

凡六畜，脾不可食之。同上

---

① 酎（zhòu 咒）：醇酒，经过两次或多次复酿的重酿酒。

凡肉，狗不吃鸟不啄者，不可食之。同上

凡肝脏，自不可轻啖。自死者弥甚。《金匮要略方》

诸心皆为神识所舍，勿食之，使人来生复其对报矣。同上

自死肉口闭，不可食之。同上

丙午日、壬子日勿食诸五脏。同上

肉须新鲜，似有气息。则不宜食烂脏，损气，切宜戒之。
沈存中《志怀录》

肉不厌软暖，肉味无令胜食气。《食治通说》

饭

饭讫，即自以手摩腹。出门庭，行五六十步消息之。中食后，还以热手摩腹，行一二百步，缓缓行，勿令气急，行讫，还床偃卧，四展手足勿睡，顷之气定，便起正坐，吃五六颗苏煎枣，啜半升以下人参、茯苓、甘草等饮，觉似少热，即吃麦蘖冬①、竹叶、茅根等饮，量性将理。《千金翼方》

每日吃饭先定坐，叩齿二十一遍，集神细嚼一口咽下，则五脏先接此一口，神安，道家谓细食也。《琐碎录》

饭无令少于面。《食治通说》

所谓四时之养者，春食麦，夏食菽，亦以食水火之畜；秋食麻，冬食黍，亦以食金水之畜。所谓朝日之养者，侵晨②一粥，早晚两饭。同上

秽饭、馁肉、臭鱼，食之皆伤人。《金匮要略方》

南天烛不拘时，采其枝叶，于石臼中捣碎，用水渍，粳米漉而炊之。初渍米正作彩色，既得蒸便如绀，若一过汁渍，不

---

① 麦蘖（mén 门）冬：即麦门冬。
② 侵晨：天刚亮，拂晓。

得好色，亦可淘去，更以新汁渍之。洒漫①皆用此汁，当令饭作正青色乃止。余汁洒饭，预作高格曝令干，当三过蒸曝，每一燥辄以青汁溲令浥浥耳。日可服二升，勿复血食。亦以填胃补髓，消灭三虫。《本草图经》又按陶隐居②《登真隐诀》：太极真人谓之精干石髓饭。又《本草》名乌饭，益颜色筋骨。

元载宠姬薛瑶英幼时母饭以香，及长肌③香体轻。《杜阳杂录》

粥

《张文潜粥记》赠潘邠老云："张安道每晨起，食粥一大盏，空腹胃虚，谷气便作，所补不细。又极柔腻，与肠腑相得，最为饮食之良。"妙齐和尚说："山中僧每将旦一粥，甚系利害，如或不食，则终日觉脏腑燥渴。盖能畅胃气，生津液也。"又见东坡一帖云："夜半饥甚，吴子野劝食白粥，云能推陈致新，利膈养胃。"《梁溪漫志》

粥后不宜入白汤，令人成淋，为停湿也。《琐碎录》

食甜粥勿食大鲊，必变成尿血。《巢氏病源》

食米甘甜，变成走注病，谓游皮肤系痛。同上

食白米粥，勿食生苍耳，成走疰。《金匮要略方》

食甜粥已，食盐即吐。同上

豉粥不可于霍乱后食。《齐人千金月令》

地黄粥以补虚。上取地黄四两，捣取汁，候粥半熟即下之。以绵裹椒一百粒，生姜一片投粥中，候熟出之，下羊肾一具（去脂膜），细切如韭叶大，加少盐食。同上

---

① 漫（hù 护）：洒，散布。

② 陶隐居：即陶弘景，号华阳隐居。

③ 肌：原作"饥"，据寿养本改。下同。

防风粥以去四肢风。上取防风二大分，煮取汁，作粥。同上

紫苏粥以去拥①气。上取紫苏子，熬令黄香，以水研，滤取汁，作粥。同上。又《本草》云：紫苏子粥，常服令人肥白身香。

竹叶粥：上取淡竹叶一握，栀子两枚（切），熬以水煎，澄取清即细淅粳米，研取泔，下米竹叶、栀子汁中，旋点泔煮之，候熟，下盐花，进之时或失理，则痢疾宜以防之。同上

胡麻粥：乌油麻（去皮），蒸一炊，曝干，更炒令香熟。每用白粳米一升，胡麻半升，如常煮粥法为之，临熟加糖蜜任意，极香甘。胡麻多治之临时取用。沈存中《志怀录》

山芋粥：山芋，山生者佳，圃种者无味。取去皮，细石上磨如糊。每盏粥用山芋二合，以酥二合，蜜一合同炒令凝，以匙揉碎。粥欲熟，投，搅令匀，乃出。同上

枸杞子粥：用枸杞子生研，挼取汁。每一盏粥可用汁一盏，少熟蜜同煮。同上

面

面一斤，入炮了附子末二钱，和打如常供，大去面毒。《琐碎录》

今煮面多过水，颇不利于脏腑，宜以滚汤，候冷代之。同上

面有郒②气不可食。《食治通说》

小麦作面，性拥热，小动风气。久食实人肌肤，强气力。《本草》

小麦种来自西国寒温之地，中华人食之，率致风壅。小说载大麦毒，乃此也。昔达磨游海震旦，见食面者，惊曰："安得

---

① 拥：通"壅"。阻塞。《史记·朝鲜列传》："又拥阏不通。"下同。

② 郒（yì邑）：臭。

此杀人之物?"后见莱菔,曰:"赖有此耳。"盖莱菔解面毒也。世人食面已,往往继进面汤,云能解面毒,此大误。东平董汲尝著论,戒人煮面须设二锅,汤煮及半,则易锅煮,令过熟,乃能去毒,则毒在汤,明矣。方氏《泊宅编》

紫不托法:用新黑豆,煮取浓汁,搜面作汤饼,极甘美,能去面毒。今不蒸熟,服丹石人尤宜食此,杂莼菜为羹妙。沈存中《志怀录》

范侍读仲①元长言,其父淳甫②,元苑间为东平府直讲③,每日供膳所食汤饼异常,因造外厨,讯诸庖者。见釜上有金钱数十,审其安用。对曰:"凡面入汤之后,每遇一沸,必下一钱,钱尽而后已。"故其说曰:"硬作熟溲,汤深煮久。"《能改斋漫录》

---

① 仲:原作"读",据《能改斋漫录》卷十五改。
② 淳甫:原作"淳父",据《能改斋漫录》卷十五改。
③ 直讲:官名。辅助博士讲授经学。

卷第十四

食馔部二

酒醉附

唯酒无量，不及乱。《论语》注云：人饮酒无有限量，但不得多，以致困①乱也。

饮酒过多，成血脾之疾。华佗《中藏经》

久饮酒者，腐肠烂胃，溃髓蒸筋，伤人损寿。《千金要方》

酒味苦甘，五辛大热，有毒。行药势，杀百邪恶味。同上

食生菜饮酒莫炙腹，令人肠结。同上

饱食讫，多饮水及酒，成痞癖。同上

勿饮浊酒食面，使塞气孔。同上

酒浆临上看之不见人影者，勿食之。同上

饮酒不欲使多，多则逆吐之，为佳。同上

酒不可合乳饮，令人气结。《食禁方》

饮酒食红柿，令人心痛至死，亦令人易醉。同上

饮酒食生苍耳，令人心痛。同上

饮白酒食生韭，令人病增。同上

饮白酒，以桑枝贯牛肉，多食生寸白虫。同上。又按《本草》云②：白酒食牛肉，生虫。

凡饮酒，忌诸甜物。《本草拾遗》

酒后不可食芥辣物，缓人筋骨。又不可食胡桃，令人呕血。

---

① 困：底本无，据《论语注疏》之四补。
② 云：此前原衍"又"字，据文义删。

《琐碎录》

饮酒不可食羊豕脑，大害人。同上

饮酒之法，自温至热。若于会散时，饮极热酒一杯，则无中酒之患。同上

面后如饮酒，须以酒咽去目汉椒三两粒，即不为疾。同上

铜瓶器不可久贮酒，能杀人，时暂则无害。同上

饮酒热未解，以冷水洗面，令人面发疮，轻者皱疱。《巢氏病源》

饮酒人饮水，成酒癖呕吐疾。同上

淫湎于酒色者，将以萌虚，备黄疸、肠癖、痔漏之疾。《食治通说》

醉当风卧，以扇自扇，成恶风。《千金要方》人病源云：醉卧当风，使人发暗①。

醉以冷水洗浴，成疼痹。同上

大醉汗出，当以粉傅身，令其自干，发成风痹。同上

醉不可当风向阳，令人发狂。同上

醉不可强食，或发痈疽，或发暗，或生疮。同上

醉饱不可以走马及跳踯。同上

饮酒大醉，湿地而卧，或立当风冲，厨下露坐，成癫病。《千金翼方》

酒癫者饮酒大醉，不觉卧黍穰中，经夜方起，遂即成疾，眉须堕落。同上。又《千金要方》云：醉不可露卧，及卧黍穰中，发癫疮。又《金匮要略方》云：饮酒食猪肉，卧秫稻穰中，发黄。

饮酒者嚼鸡，舌香则量广。浸半天，回则不醉。《酒中玄》

醉不可露卧，令人面发疮疱。《巢氏病源》

---

① 暗：底本无，据《诸病源候论·风病诸候》引《养生方》补。

酒之毒在齿。每饮一杯，即吸水漱涤，则不醉。《遁斋闲览》

一月之忌，晦无大醉。谓饮酒至醉，已伤血气，又人之血脉，随月盈亏。月郭满具血气实，肌肉坚；月郭空则肌肉减，经络虚，卫气去，形独居，当是时也。又大醉以伤之，是以重虚。故云：晦夜之醉，损一月之寿也。《千金翼方》

欲醒酒，食橄榄。《琐碎录》

宿酲①未解，用蜜浸乌梅，多唅清醒，乃已。《樵人直说》

丸子酒饮之有力。糯米一斗，微蒸熟，研之。好杏仁五十枚，汤浸去皮，研之。大麦蘖一两，神曲七两，防风、当归、干姜、甜瓜子、甜瓜蒂、菊花、桂心各二钱，并为末，以好酒二斤煎熟，合和上件药末，如调稠糊相似，入在坦②器中，用蜡纸数重封。冬天暖放半月，夏间六七日足，取，丸如酸枣大。凡遇饮，冬月煎水十盏，着药三丸；夏月新汲水十盏，入药三丸，在一瓶中，候时饱，用竹杖子搅转，闻香美，即饮之。《林泉备用》

山芋酒饮之有益。山芋（蒸熟，去皮）一斤，酥三两，龙脑、莲的③同研，丸如鸡卵，投沸酒中，一枚可酒半升。山芋当取山生者，曝十余日，皮皱可用之，甚美。沈存中《志怀录》

枸杞酒方：枸杞一百斤（切），以东流水四石煮之一日一夕，去滓，得一石汁，渍曲酿之，如家醢法。酒熟，取清置不津器④中，取干地黄末一升，桂心末一升，干姜末一升，商陆根末一升，泽泻末一升，蜀椒末一升，上六味盛以绢袋，内酒

---

① 酲（chéng呈）：喝醉了神志不清。
② 坦（jì记）：坚硬的土。
③ 莲的：莲子。
④ 不津器：不渗水的陶器。津，用如"渗"。

底，密封口，埋入地三尺，坚覆上，二十日。沐浴整衣冠，向仙人再拜讫，开之，其酒当如赤金色。平旦空肚服半升为度，十日万病皆愈，二十日瘢痕灭。恶疾人以一升水和半升酒分五服，服之即愈。此出《千金翼方》。又《四时纂要》：枸杞子酒补虚，长肌肉，益颜色，肥健延年。方：枸杞子好酒二升，捣碎，浸七日，漉去滓，日饮三合。

葡萄酒法：取葡萄子汁一斗，用曲末四两，搅匀，入瓶内，封口，自然作酒，别有异香。又以蜜三斤，水一斗，同煎，入瓶内，候温，入曲末二两，白醉二两，湿纸封口，放净处。春秋五日，夏三日，冬七日，自然为上等酒一斗。如行功时，只吃一两盏，助道力，功疾成也，百病消除。又仙酝曲法：烂桃（去皮、核）十斤，烂甜瓜（去皮、子）十斤，白面六十斤，官桂三两，红豆三两，缩砂三两，上捣匀，踏之如法。卧三七日，上白青木，黄沙间道士也。并出张真人《金丹了心诀》

钟乳酒主补骨髓，益气力，逐湿。方：干地黄八分，苣藤一升，熬，别烂捣。牛膝、五加皮、地骨皮各四两，桂心、防风各二两，仙灵脾三两，钟乳五两，甘草汤浸三日，以半升牛乳瓷瓶中浸，炊之，于炊饭上蒸之。牛乳尽出，暖水净淘洗，碎如麻豆。上诸药并细剉，布袋子贮，没于三斗酒中，五日后可取饮。出一升清酒，量其药味，即出。药起十月一日至立春止，忌生葱、陈臭物。《四时纂要》

黄精酒主万病，发白反黑，齿落更生。方：黄精四斤，天麦冬三斤，松叶六斤，白术四斤，枸杞五斤，上五味皆生者，内釜中，以水三石煮之一日，去滓，以汁渍曲，如家酝法。酒熟，取清，任性饮之，一剂长年。《千金翼方》

白术酒方：白术二十五斤（㕮咀），以东流水两石五斗，不津器中渍之二十日，去滓，内汁大盆中。夜候流星过时，抄己姓名，置盆中，如是五夜，汁当变如血，取以渍如醯法。酒熟，取清，任性饮之，十日万病除，百日白发反黑，齿落更生，面有光泽，久服长年。同上

松花酒：取糯米淘百遍，以神曲和。凡米一斗，用神曲五两。春月取松花精长五六寸者，至一尺余鼠毛者，各三两枝（细剉），一升蒸之，绢袋盛以酒一升，浸取五日堪服。一服三合，三服久服神仙。《齐人千金月令》

地黄酒：用地黄一大升（细切），糯米五斗，上相和烂炊作饭，摊如人体，以牛膝汁三升拌之，曲末五升，并于盆中熟揉，以汤一斗，内不津器中，泥封。春夏三七日，秋冬五七日熟。同上。又《四时纂要》地黄酒变白速效方：肥地黄（切）一大斗捣碎，糯米五升，烂炊，曲一大升，上三味于盆中熟揉，相得内不津器中，封泥。春夏三七日，秋冬五七日，日满有一盏，绿液是其精华，宜先饮之。余以生布绞贮之，如稀饧①，极甘美。不过三剂，发当如漆。若以牛膝汁拌炊饭，亦妙。

齐解叔让母病风，空中语曰：得丁公藤为酒，便差。后求访至宜都郡，见山中众老翁伐木，云："此是丁公藤，疗风尤验。"乃以四假与之，示以渍酒法，母病果安。

窦朝议经进仙酒方，治大风及偏风一切风疾，延年益寿。牛蒡根一斤，牛膝一斤，秦艽②二两，鼠粘子③二两，枸杞子（炒）一斗，苍术（蒸）二斤，防风、蚕沙各二两，大麻子（炒，别研去壳）一升，桔梗、羌活各二两，上为剉。散无灰酒二斗，净瓷器内浸，密封，七日开，开时不得对瓶口，日进三

---

① 饧（xíng 形）：糖稀。
② 秦艽：原作"秦艽"，据《三因极一病证方论》卷二改。
③ 鼠粘子：即牛蒡子。

服，每服一大盏，温服，常令面有酒色，甚者不过一斗。忌面食并鱼肉动风物。《三因极一病证方论》

还睛神明酒：黄连五两，石决明、草决明、黄消石、生姜、石膏、蕤仁、秦皮、山茱萸、当归、黄芩、沙参、朴硝、甘草，以上各三两，芍药、泽泻、桂心、茺子、车前子、淡竹叶、防风、辛夷、人参、柏子仁、白芷、川乌头、桃仁（去皮、尖，双仁者①）、瞿麦、细辛、地肤子。以上各三两，龙脑三钱，丁香半两，珍珠二十五颗（无孔者）。上㕮咀，以练囊盛，用好酒五斗，瓮中浸之。春秋十四日，夏七日，冬二十一日，食后半合，勿吐，稍稍增之。百日后，目明如旧。忌面鲊油腻、秽臭五辛，猪鱼鸡马驴肉，生冷粘②滑，仍忌房室、大怒大劳、大忧愁、大寒热，悉慎之。惟不疗枯睛损破者，但白睛不枯损，此药更生瞳子，平复如故。汉司空苍元明，两目俱盲，经十五年，两瞳子皆损，服此酒未满百日，两眼还得清净，夜视字胜如未患时十倍。余亲有病目者，服此酒十余日，翳皆省。《苏沈二内翰良方③》

王文正太尉气羸多病，真宗赐药酒一瓶。文正饮之安健。上曰："此苏合香酒，一斗酒以苏合香丸一两同煮，调五脏，却诸疾。"《客挥笔》

茶

除烦去腻不可缺茶，然暗中损人不少。吾有一法，每食已，以浓茶漱口，烦腻既出而脾胃不知。肉在齿间，消缩脱去，不

---

① 者：底本无，据《苏沈良方》补。
② 粘：原作"枯"，据《苏沈良方》改。
③ 苏沈二内翰良方：又名《苏沈内翰良方》《苏沈良方》。

烦挑刺，而齿性便若缘此坚密。率皆用中下茶，其上者亦不常①有，数日一啜，不为害也。此大有理。《仇池笔记》

苦茶久食羽化。与韭同食，令人身重。《居士食忌》

茶吃多则滞在腰背，故令人自腰而下多黑。但吃茶常须投少盐，缘盐通利，自然无滞。《四时养生论》

饮真茶令少眠睡。《博物志》

苦茶久食益意思。《华佗食论》

茶以汤浇覆之，用葱姜芼②之，其饮醒酒，令人不眠。《广雅》

败荷片为末，于茶饮中吃，不日嬴瘦，却不损人。如要复吃醋，则复长肌肉也。《琐碎录》

茶用山水上，江水次，井水下。其山水，拣乳泉石池慢流者；其江水，取去人远者；井取汲多者。其沸，如鱼目，微有声，为一沸；缘边如涌泉连珠，为二沸；腾波鼓浪为三沸。以上水老，不可食也。陆羽《茶经》

茶茗久服，令人有力悦志。《神农食》

汤 水

冬日则饮汤，夏日则饮水。《孟子》

食热物勿饮冷水。《金匮要略方》

凡水照见人影动者，不可饮之。同上

凡诸饮水疗疾，皆取新汲清泉，不用停污浊者，损人。《博物志》

饮水忽急咽，久成气疾或成水癖。《巢氏病源》

---

① 而齿性……亦不常：底本无，据《仇池笔记》补。
② 芼（mào 冒）：扫。

盛夏冒暑，难以全断饮冷，但刻意少饮，勿与生硬果菜、油腻甜食相犯，亦不至生病也。不宜引饮过多，先能省减咸酸厚味、煎煿燥物，自然津液不乏，必不致引饮太频也。《食治通说》

铜汤瓶汤，饮之损声。《琐碎录》

伏热者不得饮水，冲寒者不得饮汤。同上

仁宗朝宣翰林院定熟水，紫苏第一，沉香第二，麦虋冬[①]第三。盖紫苏能下胸膈滞气，乃为第一也。同上

豉汤用百沸汤泡，切不得搅。才搅则味苦，俗谓之搅破胆。同上

凡山水甚强寒，饮之皆令人病。《太平御览》

饮不欲过多，谓未厌先止也，或欲酸甘桂浆务爽口，而非为渴，则不免为痰饮之疾。《食治通说》

枣汤法：石取大枣（除去皮核），中破之，于文武火上翻覆炙令香，然后煮作汤。《齐人千金月令》

柏汤方：采嫩柏叶，线系垂挂一大瓮中，纸糊其口，经月取，如未甚干，更闭之。至干，取为末，如嫩草色，不用瓮，只密室中亦可，但不及瓮中者青翠，若见风则黄矣。此汤可以代茶，夜话饮之尤醒。睡饮茶多则伤人气，耗精害脾胃。柏汤甚有益，如太苦，则加少山芋尤佳。《外台秘要》有代茶新饮，然作药味，不若柏汤，隐居道话，尤助幽尚。沈存中《忘怀录》

三妙汤方：地黄、枸杞实，各取汁一升，蜜半升，银器中同煎如稀饧。每服一大匕，汤调、酒调皆可，实气养血，久服弥益人。同上

---

① 麦虋冬：原作"麦虋冬"，据《古今医统大全》卷一百改。

熟水方：稻叶、谷叶、楮叶、橘叶、樟叶皆可，采干，纸囊悬之，用时火炙使香，汤沃，幂①其口良久可饮。同上

水芝汤通心气，益精髓。用干好莲实一斤（不去黑风），以砂炒，令极干，捣罗为末。甘草一两（横纹者）剉，微炒，上为末。每服二钱入盐，沸汤点服。莲实捣罗，至黑皮如铁不可捣，则去之。世之贵人取莲实，去黑皮及涩皮及莲心，以龙脑水浸白肉，食之大为不便。黑皮坚气而涩及住精，世人多不知也。此汤夜坐过饥气乏，不欲取食，则饮一盏，大能补虚助气。昔仙人务先子服此汤，以致飞升去。《卫生家宝汤方》

五味

心欲苦，肺欲辛，肝欲酸，脾欲甘，肾欲咸，此五味之所合也。《黄帝素问》

五味所禁，辛走气，气病无多食辛；咸走血，血病无多食咸；苦走骨，骨病无多食苦；甘走肉，肉病无多食甘；酸走筋，筋病无多食酸。是谓五禁，无令多食。同上

多食咸则脉凝，泣而色变；多食苦则皮槁而毛拔；多食辛则筋急而爪枯；多食酸则肉胝䐃而唇揭；多食甘则骨痛而发落。此五味之所伤也。同上

五味入于口，各有所走，各有所病。酸走筋，多食酸令人癃；咸走血，多食咸令人渴；辛走气，多食辛令人愠心；苦走骨，多食苦令人变呕；甘走肉，多食甘令人恶心。《千金要方》

好食五味，必不得暴嗔，多令人神惊、夜梦飞扬也。同上

咸伤筋，苦伤骨，甘伤肉，辛伤气，酸伤血。《太清中黄真经》

---

① 幂：覆盖，遮盖。

诸热食咸物，竟不得饮冷水、酢浆水等，令人喜失声。《云笈七签》

减五味浓厚食，以免伤其精；省煎煿焦燥物，以免渗其血。《食治通说》

五味无令胜谷味。同上

味过于咸，伤肌骨而耗心气；味过于酸，伤筋脉而损脾气。同上

谷味即正味也，本于天地合气阴阳，出于造化自然，如小豆味酸，大豆味咸，麦苦、稷甘之类。虽不美于舌本，足以充胃脘而养冲气也。味外五味，即非本味也，或淋碱卤，或拌糟糠，菹其荤辛，熬以蔗汁，成于因而变酿如盐咸、醋苦、梅酸、姜辣之类，虽取美于舌颊，复为腹胃之窃虫也。同上

盐

盐咸走血，故东方食鱼盐之人多黑色，走血之验，病嗽及水者，宜全禁之。齿缝中多血出，常以盐汤漱于则已，益齿走血之验也。《本草衍义》

盐多食伤肺，喜咳。《千金翼方》

盐不可多食，伤肺，令人失色肤黑，损筋力。《千金要方》

食甜粥已，食盐即吐。《金匮要略方》

食甜瓜竟食盐，成霍乱。《食医心镜》

盐三升，蒸令熟，分作二裹，各裹之于脚头，着壁，脚心踏之，去一切脚气，夜夜为之良。《食疗本草》

漱口，以盐揩齿，少时含浆便洗眼，朝洗之可夜见字。同上

齿疼断开血出，以盐每夜厚封齿断上，有汁沥尽乃卧，汁出时叩齿勿住，不过十夜疼血止。《肘后方》

盐忌安灶头上。《墨子秘录》

醋

米醋最酽①，谷气全也。产妇房中常得醋气则为佳，酸益血也。《本草衍义》

多食醋损人骨，能理诸药，消毒热。《千金要方》

醋合酪，食之令人血瘕。《金匮要略方》

凡醋不可与蛤同食。《食禁方》

米醋多食不益男子，损颜色。《日华子本草》

服诸药不可多食醋。《食疗本草》

醋多食损人胃。同上

饮热醋尤能辟寒，胜如酒。《琐碎录》

酱 豉附

雷不作酱，俗说令人腹内雷鸣。《风俗通》

小豆酱令鱼酢食之成口疮。《孙真人食忌》

麦酱和鲤鱼食之成口疮。《本草》

酱无毒，杀一切鱼肉菜蔬蕈毒。《日华子本草》

偷人酱多食落发。《食疗本草》

豉，食中之常用。春夏天气不和，蒸炒，以酒渍，服之至佳。陶隐居《药总诀》

熬豉和白术浸酒，常服之，辟瘟疫。《梅师方》

豉汤，豉本性太冷，只辟面毒，伤脏腑，倾元气，特宜忌之。《中山玉枢服气经》

糖蜜 饧附

糖蜜不可与虾同食，令人暴下。食多尤为害。《琐碎录》

---

① 酽：原作"严"。浓，味厚，据《本草衍义》卷二十改。

鲊瓶不可盛蜜，及蜜煎食之损气。同上

食糖蜜后三日内，食诸生葱韭，令人心痛。《金匮要略方》

砂糖多食生长虫，消肌肉，损齿发疳蟨①，不可长食之。
《食疗本草》

砂糖不可与笋同食，食之笋不消成癥，身重不能行履。《食
禁方》

砂糖不与鲫鱼同食，食之令人成疳虫。同上

砂糖不与葵同食，食之生流癖。同上

白蜜不可合苽首食之。同上

白黍米不可与饴糖蜜食之。同上

食饧多饮酒，大忌。《金匮要略方》

饴糖即饧是也，多食动脾风。《本草衍义》

酥　酪

乳酪酥等常食之，令人有筋力，胆干，肌体润泽。卒多食
之，亦令胪胀②、泄利，渐自已。《千金要方》

食甜酪③竟，即入大酢者，亦可作血瘕及尿血。同上

大酪不熟食，食之伤人。《食禁方》

凡食生鱼后即饮奶酪，发动则损之精气，腰脚疼弱。同上

凡食生肉饱，饮乳，谓酥酪之类变成虫。同上

脯　腊

茅屋漏水堕诸脯肉上，食之成瘕结。《千金要方》

凡曝肉作脯不肯干者，害人。同上

---

① 蟨（nì 腻）：虫食病。
② 胪（lú 卢）胀：腹胀。胪，肚腹前部。
③ 酪：原作"各"，据文义改。

曝肉不干，火炙不动，见水自动者，不可食。《金匮要略方》

羊脯三月以后有虫如马尾，有毒杀人。《本草》

脯藏米瓮中有毒，及经夏食之发肾病。同上

凡脯生食之不消，化为虫。《食禁方》

凡生熟脯肉以器盖密，使气不泄者，食之杀人。同上

市脯不食。《论语》

脍

脍不厌细。《论语》

食脍吃乳酪，令人腹中生虫为瘕。《金匮要略方》

虾脍共猪肉食之，令人恶心多唾，损精色。《食禁方》

鱼脍诸腥①冷之物多损于人，断之益善。《千金要方》

凡鱼脍不可近夜食，不消。兼饮冷水，腹内为虫。又不可同乳酪食之，令人霍乱。《本草》

广陵太守陈登得病，胸中烦懑，面赤不食。华佗脉之曰："府君胃中有虫数升，欲成内疽，食腥物所为也。"即作汤二升，先服一升，斯须尽服之。食顷，吐出三升许虫，赤头皆动，半身是生鱼脍也。《魏志》

鲫鱼脍合猪肝肺食之，发痈疽。《巢氏病源》

鱼赤目作脍食之，生鱼瘕。同上

鲊鲞②胪③附

头发在鱼鲊内，杀人。《琐碎录》

贮蜜瓶不可贮鲊，必害人。同上

---

① 腥：原作"醒"，据文义改。

② 鲞（xiǎng 响）：成片的腌腊食品。

③ 胪（lú 卢）：肚腹前部。

青鱼鲊不可合葫荽食之。《食禁方》

青鱼鲊不可合生葵及麦酱同食之。同上

鲤鱼鲊不得和豆藿叶食之，成瘦。《食疗本草》。又《食禁方》云：鲤鱼鲊不可合小豆藿食之。

鲈鱼作鲊，食之犹良。《本草》

有人遗张华鲊，见之谓客曰："此龙肉也，肉鲊中有五色光。"试之，果如言。后问其主，云于茅积下得白鱼所作也。《世说》

鱼目赤，作鲊食之，害人。《千金要方》

周绛诸两浙献书，吴越王重之，留客馆，将著以名职赉①绛功巨，堂酒给鱼鲞数百斤。绛引焚鱼而食，海物苦咸伤肺，大烦渴，一夕几至委顿。《杨文公谈苑》

鳖为臛，啖食可长发。《续百□杂》

凡鱼酱及肉酱，多食落发，为陈久故也。《食疗本草》

---

① 赉（lài 赖）：赏赐。

卷第十五

羽禽部

总 禽

白鸟玄首，玄鸟白首，不可食。《本草》

凡鸟目生吞之，令人见诸魅。或以目睛研，注目中，夜见鬼。同上

鸟三足四距①，杀人。同上

鸟六指不可食。同上

鸟死足不伸，不可食。同上

鸟卵有八字，不可食。同上

凡鸟飞投人，其口中必有物，拔毛放之，吉。同上

凡鸟自死，口不闭翅不合者，不可食之。《金匮要略方》

诸禽肝青者，食之杀人。同上

凡飞鸟投人，不可食。《云笈七签》

鸟若开口及毛下有疮，并不可食之。同上

鸳 鸯

食鸳鸯肉，令人患大风。《本草》

夫妇不相爱，私煮鸳鸯肉食之，当相爱也。《食疗本草》

孔 雀

孔雀毛入眼，损人眼。《琐碎录》

---

① 距：鸟爪子后面突出像脚趾的部分。

鹧鸪

鹧鸪不可与笋同食，令人腹胀。《食禁方》

鹧鸪自死者，不可食之。同上。又按《食疗本草》云：此鸟天地之神。每月取一只飨①，至尊②，所以③自死者不可食之。

燕

人食燕肉不可，入水为蛟龙所吞。《博物志》

勿食燕肉，损人神气。《千金要方》

雁

勿食雁肉，损人神气。《千金要方》

雁脂可和豆黄末服，令人肥白。《食疗本草》

雀

雀肉不可合酱食之。陶隐居《药总诀》

雀肉不可合李子食之。《金匮要略方》

雀肉不可合杂生肝食之。《食禁方》

雀粪和干姜末、蜜丸服之，令人肥白。又和天雄、干姜为丸，令阴强。又卵和天雄为丸服，起阳事。《食疗本草》

鹑

鹑和生姜煮食，止泄痢。酥煎偏令下焦肥。《本草》

鹑肉与猪肉食之，令人生黑子。同上

鹑肉不可和菌食之，令人发痔。同上

鹑四月以后、八月以前不堪食。《食疗本草》。又《本草》云。

---

① 飨：底本无，据《食疗本草》卷中补。
② 尊：底本无，据《食疗本草》卷中补。
③ 所以：原作"可以"，据《食疗本草》卷中改。

鹑，患痢人可煮食，良。同上

鸠

斑鸠多食益气，助阴阳。《本草》

鸦

鸦，瘦病、嗽、骨蒸者可和五味腌，炙食之。《食疗本草》

鸦眼睛研，注人目中，令夜见鬼神。同上

雉

雉不与胡桃同食，令人发头风，兼发心痛。《食疗本草》

雉不与木耳、菌子同食，发五痔，立下血。同上

雉不与豉同食，杀人。同上

雉肉不可和荞麦面食之，生肥虫。同上

雉卵不可与葱同食，生寸白虫。同上

雉肉久食令人瘦。《千金要方》

丙午日食雉肉，丈夫烧死目盲，女人血死妄见。同上

雉一名山鸡，养之禳①火。《山海经》

竹 鸡

唐崔铉镇渚宫，有富贾舶居，中夜暴亡，迨晓气犹未绝。邻房有武陵医②工梁新闻之，乃与诊视，曰："此乃食毒也。寻常嗜食何物?"仆夫曰："好食竹鸡，每年不下数百只，近买竹鸡并将克馔。"梁新曰："竹鸡吃半夏，必是半夏毒也。"命生姜掋汁，折齿而灌，由是方苏。崔闻而异之，资以仆马钱帛入

---

① 禳（ráng 瓤）：祈祷消除灾殃。

② 医：底本无，据《续名医类案》卷二十二补。

京。《北梦琐言①》

鸡

玄鸡白头，食病人。《龙鱼河图》

鸡有六指，亦杀人。同上

鸡有五色，杀人。同上。又《千金要方》云：鸡是五色者，食其肉必死。

老鸡能呼人姓名，杀之则止。《白泽②图》

鸡有四距重翼者，龙也。杀之震死。同上

鸡肉合鱼肉汁，食之成心瘕。《食禁方》

鸡并子，不可合李子食之。同上

鸡肉或子，不可合胡荽、蒜食之，令人滞气。同上

雉鸡肉不可合生葱、芥菜食之。同上

鸡子不可合鲤鱼食之。同上

鸡死不伸足爪，此种食之害人。《千金要方》

鸡子白共蒜食之，令人短气。同上

鸡子共鳖肉蒸，食之害人。同上

鸡肉共獭肉共食，作遁尸注，药所不能治。同上

食鸡子，啖生葱，变成短气。同上

鸡肉、犬肝肾共食，害人。同上

生葱共鸡犬肉食，令人谷道终身流血。同上

乌鸡肉合鲤鱼肉食，生痈疽。同上

鸡兔犬肉和食，必泄利。同上

野鸡肉共家鸡肉合食之，成遁尸。尸鬼缠身，四肢百节疼

---

① 北梦琐言：原作"此梦琐言"，据史实改。

② 泽：底本无，据《太平御览》卷九一八补。

痛。同上

丙午日食鸡肉，丈夫烧死目①盲，女人血死妄见。同上

鸡子多食动风气。《食疗本草》

半夜鸡啼则有忧事。《琐碎录》

鸡生子皆雄者，必有喜事。《琐碎录》

乌鸡最暖，可补血。产妇可食。同上

阉鸡善啼，鸡毒。同上

踏鸡子壳，令人得白癜②风。《酉阳杂俎③》

鹅

鹅肉性冷，不可多食，令人易霍乱。《食疗本④草》

老鹅善，嫩鹅毒。《琐碎录》

鹅毛柔暖而性冷，选细毛夹以布帛，絮而为被，偏宜覆婴儿而辟惊痫也。《岭南异物志》

鸭

鸭目白者，杀人。《本草》

鸭卵多食，发冷疾。《日华子本草》

鸭不可与木耳、胡桃、豉同食。同上

白鸭补虚，黑鸭发冷痢，下脚气，不可多食。《食疗本草》

鸭子微寒，少食之亦发气。同上

老鸭善，嫩鸭毒。《琐碎录》

鸭子不可合蒜食之。《食禁方》

---

① 目：底本无，据《千金要方》卷七补。
② 白癜：底本无，据《本草纲目》禽部卷四十八补。
③ 俎：底本无，据前文补。
④ 疗本：底本无，据《食疗本草》补。

鸭子不可合鳖肉食之。同上

鸭子不可合李子食之。同上

野鸭九月以后即中食，全胜家者。虽寒，不动气。人身上小热疮不可者，但多食之，即差。《食疗本草》

卷第十六

毛兽部

总 兽

家兽自死，共脍汁食之，作疽疮。《千金要方》

野兽自死，北首伏地，不可食。同上

兽赤足者，不可食。有歧尾①，不可食。同上

兽自死无伤处，不可食。同上

甲子日勿食一切兽肉，大吉。同上

凡六畜五脏，着草自动摇，及得咸酢不变色，又堕地不汗，又与犬，犬不食者，皆有毒，杀人。同上

六畜卒疲死，及夏病者，脑不中食，喜生肠痈。《巢氏病源》

羊

羊有一角，食之杀人。《龙鱼河图》

羊有一角当顶上，龙也，杀之震死。《白泽图》

羊肉同鲙酪食之，害人。《食治通说》

羊肝得生椒，破人脏。同上

羊肉共鲊，食之伤人心，亦不可共生鱼酪和食之，害人。《千金要方》

凡一切羊蹄甲中有珠子白者，名羊悬筋，食之令人癫。同上

白羊黑头，食其脑，作肠痈。同上

羊肚共饭饮常食久，久成反胃，作噎病。同上

---

① 歧尾：分裂成两条的尾巴。

甜粥共羊肚食之，令人多唾，喜吐清水。同上

青羊肝和小豆食之，令人目少明。同上

羊脑，男子食之，损精气，少子。同上

弥忌水中柳木及白杨木，不得铜器中煮羖①羊肉，食之丈夫损阳，女子绝阴。同上

羊肉其有宿热者，不可食之。《金匮要略方》

青羊肝食之明目。《药性论》

羊心有孔者，食之杀人。《日华子本草》

羊肝不可合猪肉及梅子、小豆食之，伤心，大②病人。同上

凡羊肉不可久食，病人。同上

羊肉不得以桑、楮木炙食之，令人腹生虫。《食禁方》

白羊肉不可杂鸡肉食之。同上

山羊肉不可合鸡子食之。同上

羊肝不可合乌梅、白梅食之。同上

山羊肉不可合鳖肉同食。同上

羊肝有窍者，食之害人。《琐碎录》

羊不酱吃之，久而闭气，发痼疾。同上

鼻中毛出，昼夜可长五寸，渐渐粗圆如绳，痛不可忍。虽忍痛摘去，即复更生。此由食猪羊血过多，治用乳石③、硇砂④各一两，为末，以饭丸如桐子大，空心临卧各一服，水下十粒，自然退落。《夏子益治奇疾方》

---

① 羖（gǔ 古）：黑色的公羊。

② 大：原作"太"，据寿养本改。

③ 乳石：钟乳石。

④ 硇（náo 挠）砂：矿物，黄白色粉末或块状，味辛咸，用于消积软坚、破瘀散结。

牛

牛肉不得和黍米、白酒食之，必生白虫。《食疗本草》

牛者，稼穑之资，不可屠杀。自死者，血脉已绝，骨髓已竭，不堪食。黄牛发病，黑牛尤不可食。同上

饮白酒，以桑枝贯牛肉炙食，并生栗，生寸白虫。《巢氏病源》

乌牛自死北首者，食其肉害人。《千金要方》

一切牛，盛热时奇死者，总不堪食，食之作肠痈疾。同上

患甲蹄牛，食其蹄中巨筋①之人，令人作肉刺。同上

独肝牛肉食之杀人，牛食蛇者独肝。同上

患病牛肉，食之令人身体痒。同上

牛肉共猪肉食之，必作寸白虫。同上

大忌人下痢者，食自死牛肉，必剧。同上

一切牛乳汁及酪，共生鱼食之，成鱼瘕。同上

疫死牛，或目赤，或黄，食之大忌。《金匮要略方》

青牛肠不可合犬肉食之，大忌。同上

牛肺，从三月至五月，其中有虫如马尾，割去之。勿食，损人。同上

食牛肉，不可食栗子。《琐碎录》

食牛肉损齿，用姜尤甚。同上

花牛最毒，患眼人吃，双盲。同上

食牛肉过多，不腹胀，却服食药。若胀者，但欲水自消。同上

食牛之人，生遭恶鬼侵陵，多染疫疠。死入地狱，受赦所

---

① 巨筋：原作"柜筛"，据《备急千金要方》卷七改。

不原之罪。《戒杀编类①》

台州摄参军陈昌，梦入东岳，见廊下有数罪人，悉断割肢体，号叫极甚。陈问阴吏，曰："此数人以食牛肉与杀害众生故也。"既觉，遂不食牛肉与鸡。台州甚瘟疫，环城几无免者，陈颇忧之。神人告曰："子不食牛肉，我常卫护，邪疫之气无自而入，不必忧也。"是年不染瘟疫。同上

今人有不食牛肉而食牒②子者，亦是牛皮煎成，与牛肉何异？凡属牛身之物，皆不可食，岂止戒肉而已。同上

好食牛肉人，寿禄皆减，百神皆散。不食牛肉，百神守之，鬼不敢近。同上

凡牛啖蛇，即毛向后顺，有大毒，食之害人。《食禁方》

马

白马玄头，食之杀人。《龙鱼河图③》。又《千金要方》云：白马玄头，食其脑，令人癫。

白马自死，食其肉害人。同上

白马青蹄，不可食。《千金要方》

患疥马肉，食之令人身体痒。同上

白马鞍下乌色彻肉里者，食之伤人五脏。同上

一切马汗气及毛，不可入食中，害人。同上

马脚无夜眼④者，不可食之。《金匮要略方》

马肉不可热吃，伤人心。同上

马鞍下肉，食之杀人。同上

---

① 戒杀编类：原作"灭杀编类"，据寿养本改。
② 牒（zhé 辄）：薄切肉。
③ 龙鱼河图：原作"鱼龙河图"，据前文改。
④ 夜眼：马膝上所生皮肤角质块，可供药用。

白马黑蹄者，不可食之。同上

马肉、豚肉共食饱醉卧，大忌。同上。又《食禁方》云：马猪肉共食，霍乱。

马肝有毒，食之杀人。同上

马肉不可与仓米同食，必卒得恶疾，十有九死。不与姜同食，生气嗽。《食疗本草》

食骏马肉，不饮酒，杀人。《食禁方》。又《吕氏春秋》云：秦缪公失左骏，见野人杀食之。缪公笑曰：食骏马肉而不饮酒，命恐伤，其性也，遍饮之而去也。

马肉不可与苍耳同食，伤人。同上

马治沟欲深，春欲如伏龟。两边有回毛①，曰腾蛇，杀主；口边有廻毛，曰御祸，妨主；白额入口，名曰的卢奴，乘客死，主乘弃市；廻毛在目下，曰承泪，不利人也。《伯乐相马经》

驴

驴肉食之动风，脂肥尤甚，屡试屡验。《日华子》以谓：止风狂，治一切风。未可凭也。《本草衍义》

驴病死者不任用。《食禁方》

驴肉合猪内食之，成霍乱。同上

麋

孕妇见麋而子回目②。《淮南子》

麋脂不可近男子阴，令痿。《千金要方》

麋脂及梅李子，若妊娠妇人食之，令子青盲，男子伤精。《金匮要略方》

---

① 回毛：即旋毛。
② 回目：转动眼睛。

麋骨可煮汁酿酒，饮之，令人肥白，美颜色。《本草》

麋肉不可与雉肉同食。同上。又《食禁方》云：麋、雉肉同食令人发脚气。

麋肉多食令人弱房①，发脚气。同上

麋肉不可合獭肉同食，害人。《食禁方》

麋肉不可杂鹄肉食之。同上

麋肉不可合生菜食之。同上

麋肉不可合虾蟆同食之。同上

鹿

鹿一千年为苍鹿，又百年化为白鹿，又五百年化为玄鹿。玄鹿为脯，食之寿二千岁。《述异记》

鹿胆白者，食其肉害人。《千金要方》

白鹿肉不可和蒲白作羹食，发恶疮。同上

鹿豹文杀人。《本草》

鹿九月以后，正月以前，堪食。《食疗本草》

鹿角错为屑，白蜜五升淹之，微火熬，令小变，曝干，更捣筛，服之令人轻身益气，强骨髓，补绝伤。同上

獐

獐肉不可合虾及生菜、梅李果实食之，皆病人。《金匮要略方》

獐肉不可炙食，令人消渴。《食禁方》

獐肉不可同蛤食，令人成瘕病。同上

獐肉，八月止十二月，食之胜羊肉，自十二月止七月，动气。《食疗本草》

---

① 弱房：即阳痿。

麂

麂多食，动人痼疾。《本草》

麝

生麝肉共虾汁合食之，令人心痛。《千金要方》

生麝肉共雉肉食之，作痼疾。同上

麖

麖肉不可合鹄肉食，成癥病。《本草》

麝

麝肉共鹄肉食之，作癥瘕。《千金要方》

麝脐中香，治一切恶气、痤、百疾，研服之，立差也。《食疗本草》

象

象肉不可食，令人体重。《本草》

猪

白豕白蹄青爪不可食。《养生要集》

豚肉不可久食，令人遍体筋肉碎痛乏气。《千金要方》

豚脑损男子阳道，临房不能行事。同上

猪肾不可久食，令人少子精，发宿病，弱筋骨，闭血脉，虚人。肌有金疮者食之，疮尤甚。同上

猪脑，男子食之损精气，少子。同上

猪肝肺共鱼鲙食之，作痈疽。同上

猪肝共鲤鱼肠、鱼子食之，伤人神。同上

猪肺及饴和食之，发疽。同上。又云：八月勿食猪肺，至冬发疽。

猪心、肝不可多食，无益。猪临宰惊入心，绝气归肝也。

《琐碎录》

猪肝、鹌鹑同食，令人面生黑点。同上

猪肉久食动风气，令人暴肥，盖风虚所致。《本草》

猪肉共羊肝和食之，令人心闷。《金匮要略方》

猪肉不可与生胡荽同食，烂人脐。同上

猪肉不可合龟鳖肉食之，害人。同上

猪肉和葵食之，令人气少。同上

猪肉不可合乌梅食之。同上

猪肉不可同合鸡子同食，令人气满闷。同上

食猪肉饮酒，卧秫稻裹草，令人发黄。同上

猪放田野间，或食杂毒物而死者，有毒。或自死及疫死者，亦不可食之。同上

猪不姜吃之，中年气血衰，面生黑皯。《琐碎录》

食猪膏忌乌梅。《本草》

猪脂不可合梅子食之。《金匮要略方》

野猪青蹄者不可食之。《食禁方》

江猪多食者，令人体重。《食疗本草》

豪猪不可多食，发风气，令人虚羸。《本草图经》

凡煮猪肉，用桑白皮、高良姜、皂荚、黄蜡各数小块同煮即食，不发风。《琐碎录》

犬

白犬虎文，南斗君，畜之可致万石也。《杂五行书》

黑犬白耳，大王犬也，畜之令富贵。同上

黑犬白前两足，宜子孙。同上

白犬黄头，家大吉。同上

黄犬白尾，代有衣冠。同上

黄犬白前两足，利人。同上

人家养犬纯白者，凶。《狗经》

犬黑色者，养之能辟伏尸。舌青斑者，识盗贼则吠之。《琐碎录》

白犬合海鲉①食之，必得恶病。《千金要方》

白犬自死不出舌者，食之害人。同上

犬肉不可炙食，令人患消渴病。《本草》

犬肉不与蒜同食，损人。同上

犬悬蹄肉，有毒杀人。同上

犬肉不熟，食之成瘕。《龙鱼河图》

吃狗肉人，减克年寿。《戒杀编类》。又《真武启圣记》云：食犬折寿禄，作事不利。

白犬胆青大为妙，和通草、桂为丸服，令人隐形。《食疗本草》

犬春月多狂。若鼻赤起而燥者，此欲狂，其肉不任食。《千金要方》

虎

虎肉不可热食，坏人齿。《千金要方》

猫

人家畜猫，一产止一子者，害其主，急弃，人乃免。又云虽一产三四，而皆雄或皆雌者，亦不可畜。《琐碎录》

兔

兔至秋深时则可食，金气全也。《本草衍义》

---

① 鲉（yóu 由）：一种鱼类。

兔肉和獭肝食之，三日必成遁尸。《千金要方》

兔肉共白鸡肝心食之，令人面失色，一年成疸黄。同上

兔肉共姜食，变成霍乱。同上。又《金匮要略方》云：兔着干姜食之成霍乱。

兔肉共白鸡肉食之，令人血气不行。同上。又《金匮要略方》云：令人面发黄。

兔肉与姜橘同食，令人卒患心痛，不可治。《食疗本草》

兔死而眼合者，食之杀人。《本草》

兔肉不可与鹅肉同食，令人血气不行。《琐碎录》

卷第十七

鳞介部

龙

忽见龙勿惊怪，亦勿注意瞻视。《千金要方》

龙肉以醢①渍之则文章。《博物志》

鱼

鱼目有睫，杀人。《本草》

鱼目得开合，杀人。同上

鱼二目，杀人。同上

鱼目合者不可食之。《金匮要略方》

鱼白目不可食。《千金要方》

鱼目赤，作鲊食之，害人。同上

鱼赤目，作鲙食之，生鱼瘕。《巢氏病源》

鱼头正白如连珠至脊上，食之杀人。《食禁方》

鱼无鳃者杀人。《食疗本草》。又《千金要方》云：鱼无全鳃发痈疽。

鱼赤鳞者，不可食。《千金要方》

鱼连鳞者，杀人。《本草》

凡无鳞者，有毒。同上

食无鳞鱼，不可吃荆芥，能害人。《琐碎录》

鱼有角，食之发心惊，害人。《千金要方》

---

① 醢（hǎi 海）：用肉、鱼等制成的酱。

鱼无肠胆食之，三年丈夫阴痿不起，妇人绝孕。同上

鱼腹内有白如膏，食之发疽。《巢氏病源》

鱼白背不可食。《食禁方》

鱼无须者食之发癞。同上

鱼身有黑点者，不可食。《千金要方》

一切鱼尾，食之不益人，多食有勾骨着人咽。同上

鱼白须，杀人；腹下丹字，杀人；鱼师①大者有毒，食之杀人。《本草》

溪涧沙西中生者鱼有毒，多在脑中，不得食头。同上

凡鱼羹以蔓菁煮之，蔓菁去鱼腥。又万物脑能销身，所以餐鲙食鱼头羹也。同上

鱼不熟，食之成瘕。《龙鱼河图》

鱼馁不食。《论语》

二月庚寅日，勿食鱼，大恶。《千金要方》

六甲日，勿食鳞甲之肉。《金匮要略②方》

凡食鱼不可转头，恐为骨所鲠。《琐碎录》

鱼投地，尘上不污，不可食。《食禁方》

鱼不可合鸬鹚肉食之。同上。又《食疗本草》云：鱼汁不可合鸬鹚肉食之。

鱼不得合鸡肉食之。《金匮要略方》。又《食禁方》云：凡鱼不可合乌鸡肉食之。

一切鱼共菜食之，作蛔虫、蛲虫。《千金要方》

凡食生鱼后，即饮乳酪，发动则损人精气，腰脚疼弱。《食禁方》

---

① 鱼师：鱼名。
② 略：底本无，据史实补。

鲤　鱼

鲤鱼至阴之物也，其鳞三十六，阴极则阳复。所以《素问》曰：鱼热中。王叔和曰：热即生风，食之所以多发风热。诸家所解并不言。《日华子》云：鲤鱼凉。今不取，直取《素问》为正。万一家风，要使食鱼，则是贻祸无穷矣。《本草衍义》

修理鲤鱼，可去脊上两筋及黑血，毒。《食疗本草》

炙鲤鱼，切忌烟，不得令熏着眼，损人眼光，三两日内，必见验也。同上

食桂竟食鲤鱼肉，害人。《千金要方》

鲤鱼不可合犬肉食之。《金匮要略方》

鲤鱼不可合蘩蒌作羹。《食禁方》

鲤鱼子不可合猪肝食之，害人。同上

鲫　鱼

鲫鱼不可合猪肝食。《梅师方》

鲫鱼不可猴、雉肉食之。《金匮要略方》

鲫鱼宜合莼作羹，主胃弱。《本草》

鲫鱼子不宜与猪肉同食。同上

食鲫鱼不可食砂糖，令人成甘虫。《食疗本草》

鲫鱼不可合乌鸡食之，令人发疽。《食禁方》

鲫鱼不可与麦门冬同食，杀人。《琐碎录》

鲈　鱼

鲈鱼肝有毒，食之中其毒，面皮剥落。《食禁方》

鲈鱼食之宜人，不甚发病。《本草衍义》

鲈鱼多食宜人，作鲊尤良。一云多食发痃癖。《本草》

鲈鱼不可与乳酪同食。同上

白　鱼

白鱼新鲜者好食，若经宿者不堪食，令人发冷，生诸疾。《食疗本草》

白鱼多食泥人心。同上

青　鱼

青鱼服术人勿啖。《本草》

青鱼不可同葵蒜食，害人。《齐人千金月令》

青鱼不可合小豆藿食之。《食禁方》

黄　鱼

黄鱼发诸病，不可多食，亦发疮疖，动风。《本草》

黄鱼不宜和荞麦面同食，令人失音声。《食禁方》

鲻　鱼

鲻鱼久食，令人肥健。《食疗本草》

鲳鳜①鱼

鲳鳜鱼腹中有子毒，令人痢下。《本草》

鲟　鱼

鲟鱼，小儿食结癥瘕及嗽。大人久食，令人卒心痛，并使人卒患腰痛。《食疗本草》

鲟鱼不可与干笋同食，发瘫痪风也。同上

鲞　鱼②

鲞鱼多食发疥。《本草》

---

① 鳜：原作"鲦"，据正文改。

② 鲞（cǐ 此）鱼：一种海鱼。

比目鱼

比目鱼多食动气。《本草》

鳜　鱼

鳜鱼益气力，令人肥健。仙人刘凭常食之。《食疗本草》

黄颡鱼

黄颡鱼醒酒，亦无鳞，不益人也。《本草》

食黄颡鱼后，食荆芥汤，即时死。食他鱼，亦宜禁之。出《遁斋闲览》。又《琐碎录》云：食黄颡鱼不可食荆芥，令人吐血，取地浆饮之，即解也。

石首鱼

石首鱼和莼菜作羹，开味益气。《本草》

河豚鱼

河豚眼红者、独肝者，不可食。《琐碎录》

食河豚罢，不可啜菊头茶。同上

豚①鱼肝及子有毒，入口烂舌，入腹烂肠。《本草》

鮀　鱼②

鮀鱼即鼍③也，老者多能变化为邪魅，自非急勿食之。《本草》

鮀鱼能吐气成雾致雨。梁周与嗣常食其肉，后为鼍所喷，便为恶疮。此物灵强不可食。同上

---

① 豚：原作"鳜"，据文意及《三元参赞延寿书》卷三改。
② 鮀（tuó 陀）鱼：即扬子鳄。
③ 鼍（tuó 陀）：即扬子鳄。

鳅 鱼

鳅不可合白犬血食之。《金匮要略方》

鳝 鱼

鳝鱼腹下黄者，世谓之黄鳝，此尤动风气，多食令人霍乱。又有白鳝，稍大色白，皆动风。《本草衍义》

鳝鱼不可合白犬血食之。《金匮要略方》

鳝鱼不可以桑薪煮之。《本草》

鳝是赤圂①，形类圣蛇，宜放，不可杀食。《真武启圣记》

食鳝折人寿禄，作事不利。同上

鳗鲡鱼

赵州镜湖邵长者，家女年十七八，染瘵②疾累年不愈。女谓母曰："妾无由脱此疾，可将棺木盛我，送长流水中。不依妾言，我即自尽。"父母依此语。有钱清江打鱼赵十，见棺木乃开，见女子，遂抱下船中，与饭并羹，后获大安。赵十夫妇，寻送邵长者家。其遂惊喜，问女如何得命。女曰："赵十日日煮鳗羹供我食，食觉内热之病皆无矣。"邵长者遂酬赵十三百千。今医所用鳗煎③，乃此意也。《名医录》。又《本草图经》云：病瘵，鳗和五味米煮食。

治蚊虫，以鳗鲡鱼干者于室烧之，即蚊子化为水矣。《圣惠方》

鳗鲡鱼烧之熏毡中，断蛀虫。置其骨于箱衣中，断白鱼④

---

① 圂（hùn 混）：猪。
② 瘵（zhài 寨）：病，多指痨病。
③ 煎：原作"前"，据《名医类案》卷五改。
④ 白鱼：一种蛀虫。

诸虫咬衣服。又烧之熏合屋，免竹木生蛀虫。《食疗本草》

鲇鱼

鲇鱼赤目、赤须、无腮者，食之并杀人。《本草》

鲇鱼不可与牛肝合食，令人患风，多噎涎。《本草图经》

鲇鱼不可与野猪肉同食，令人吐泻。同上

鳀鱼即鲇鱼也，不可合鹿肉食之，令人筋甲缩。《食禁方》

黑鳢鱼

鳢鱼，属北方癸化，至夜朝北不动，项盘七点，只宜放，不可杀食。《真武启圣记》。又《埤雅①》云：鳢鱼与蛇通气，其首戴星，夜则北向，盖北方之鱼也。

鳢鱼，有诸疮者不可食，令瘢不灭，或白色。《食疗本草》

鳢鱼，脚气、风气人，食之效。同上

石斑鱼

南方溪涧中，有鱼生石上，号石斑鱼，作鲊甚美。至春含育则有毒，不可食，云与蜥蜴交也。出《遁斋闲览》

蛇

巳年不宜杀蛇。《续酉阳杂俎》

见蛇莫打，损寿。《琐碎录》

凡见蛇交则有喜。同上

若被蛇咬，不得用口呵，恐毒气入口，能害人。同上

龟

龟肉共诸肉食之害人。《千金要方》

---

① 埤（pí 皮）雅：原作"碑雅"，据下文改。宋代陆佃有关名物训诂的著作。埤，增加。

秋果菜共龟肉食之，令人短气。同上

饮酒食龟肉，并菰、白米，令人生寒热。同上

六甲日，勿食龟肉，害人心神。同上

龟肉不可合瓜食之。《食禁方》

龟肉不可合苋菜食之。同上

龟肉不可合酒果食之。同上

鳖

鳖系四足，状如神龟，只宜放，不宜杀食。《真武启圣记》

大忌食鳖，折人寿禄，作事不利。同上

鳖腹下成"王"字，不可食。《千金要方》

鳖三足，食之害人。同上

鳖肉、兔肉和芥子酱，食之损人。同上

鳖肉共苋、蕨菜食之，作鳖瘕，害人。同上

鳖肉共猪肉食之害人。同上

六甲日，勿食鳖肉，害人心神。同上

鳖目四者不可。食其肉，不得合鸡、鸭子食之。《金匮要略方》

鳖肉多食作癥瘕。赤足者杀人，独目者杀人，目白者杀人，腹下有"卜"字、"五"字不可食。颌下有骨，加鳖不利。《本草》

鳖肉与鸡肉食，成瘕疾。同上

食鳖须看腹下，有蛇盘纹者，是蛇不可食。《琐碎录》

薄荷煮鳖能杀人。同上

若买鳖，须缩头者。头若伸，皆先死后煮，不可食。同上

鲎①

鲎黑而小者，谓之鬼鲎，食之害人。《琐碎录》

鲎多食发嗽并疮癣。《本草》

蟹

蟹目赤者杀人。《食疗本草》

蟹腹下有毛，腹中有骨，不利人。《本草》

蟹目相向，足斑者，食之害人。《千金要方》

食蟹食红柿及荆芥，令人动风，缘黄下有一风虫，去虫食之不妨。《琐碎录》

槽蟹②如以纸灯照其瓶，则沙而不可食。同上

蟹八月腹内有芒，真稻芒也，未被霜食，有毒。《埤雅》

秋蟹毒者，无药可疗，目相向者，尤甚。《博物志》

蟹极动风。体有风疾人，不可食。《本草衍义》

蟛蜞③

蟛蜞不可食。蔡谟初渡江，不识而啖之，几死。《本草》

牡蛎

牡蛎火上炙，令沸，去壳，食之甚美，令人细肌肤，美颜色。《食疗本草》

蛤蜊

蛤蜊性冷，乃与丹石相反。服丹石人食之，令腹结痛。《本

---

① 鲎（hòu 后）：节肢动物，甲壳类，生活在海中，尾尖硬，形状似宝剑，肉可食。

② 槽蟹：疑为"糟蟹"。糟蟹，即用酒糟制作的蟹。

③ 蟛蜞（péng qí 彭其）：淡水小型螃蟹，生活在水边泥穴中。

草》

淡　菜

淡菜多食，少烦闷目暗，可微利即止。《本草》

淡菜烧食即苦，不宜人，与少米先煮熟，后除肉内两边锁及毛了，再入萝卜，或紫苏，或冬瓜皮同煮，即更妙。同上

螺

螺大寒，疗热醒酒，压丹石，不可常食。《食疗本草》

螺不可共菜食之，令人心痛。《千金要方》

蚌

蚌冷无毒。明目除烦，压丹石药毒。《本草》

蚌共菜食之，令人心痛。《千金要方》

蚶

蚶每食了，以饭压之，不尔令人口干。《本草》

蚶益血色，利五脏，健胃，可火上暖之令沸，空腹中食十数个，以饭压之，大妙。同上

蛏

蛏与服丹石人相宜，天行病后不可食，切忌之。又云主胸中烦闷邪热，止渴①，须在饭食后，食之佳。《本草》

马　刀

马刀，京师谓之摏②岸，发风痰，不可多食。《本草衍义》

蚬

蚬多食发嗽。《本草》

---

① 止渴：原作"止遏"，据《食疗本草》卷九改。
② 摏（chòng 沖）：推击。

虾

虾无须及腹中通黑，煮之反白者，不可食。《金匮要略方》

虾动风，发疮疥。《食疗本草》

不可食生虾鲙。同上

虾不可合鸡肉食之，损人。同上

凡虾鲙共猪肉食之，令人恶心多唾，损精气。《食禁方》

卷第十八

米谷部

粳　米

粳米新者动气，经年者亦发病。烧去芒，春之，曰火稻，食即不发病。唯陈仓米暖脾平胃。《本草》

干粳米饭，常食令人热中，唇口干。同上

粳米饭不可和苍耳食之，令人卒心痛，即急烧仓米炭，和蜜浆服之，不尔即死。同上

粳米饭不可与马肉食之，发痼疾，陈仓米亦然。同上

糯　米

糯米寒，唯作酒则热，不可多食，令人身软，缓人筋。

糯，脾之谷，味甘，脾病宜食，益气止泄。《治百病明鉴图》

糯使人四肢不收，昏昏多睡，发风动气，不可多食。霍乱后，吐逆不止，清水研一碗饮之，即止。《食疗本草》。又《本草》《日华子》云：糯米止霍乱，取一合煮粥食，即止。

黍　米

黍，肺之谷，味辛，肺病宜食，温，主益气。《治百病明鉴图》

黍米性寒，有少毒，不堪久服，昏五脏，令人好睡，缓人筋骨，绝血脉。《本草》

黍米不可久食，多热，令人烦闷。《食医心镜》

黍米合葵菜食之成痼疾。《食疗本草》

黍米中脏，脯腊食之，令人闭气。《千金要方》

黍，七月阴干，益中补气。《吴氏本草》

黍米、白酒、生牛肉共食，作寸白虫。《食禁方》

黍米不可合饴糖、蜜食之。同上

稷 米

稷米，今谓之穄米①，发故疾。

稷米，多食发冷气，不可与川附同服。《本草》

稷米，服丹石人发热，食之热消。不与瓠子同食，令人发病，发则黍酿汁饮之，即差。《食疗本草》

胡 麻

胡麻一名苣藤，服之不老，耐风温，补衰老。《抱朴子》

胡麻九蒸九曝，末之，以枣膏丸，服之治白发还黑。《千金要方》

胡麻补五内，益气力，长肌肉，填髓脑，坚筋骨，久服轻身不老，明耳目，耐饥渴，延年。《本草》

胡麻叶可沐头，令发长。《本草图经》

油 麻

白油麻久食，消人肌肉②。生则寒，炒熟则热。《本草图经》

白油麻与乳母食，其孩子永不生病。《本草》

白油麻治饮食物，须逐日熬熟用，经宿即动气，有牙齿并脾胃疾人，切不可吃。同上

大麻子

麻，肝之谷，味酸，肝病宜服。《治百病明鉴图》

---

① 穄（jì记）米：去壳后的穄子。穄子，不黏的黍类。
② 肌肉：原作"饥肉"，据文义改。

大麻子须隔年者，方可食。《琐碎录》

麻子，女人倒生吞二之枚即顺生。《食疗本草》

大麻仁不宜多食，损血脉，滑精气，痿阳气，妇人多食发带疾。《本草》

麻子五升，研，同叶一握捣相和，浸三日去滓，沐发令白发不生。同上

麻子研取汁，煮三十余沸收之，常取汁和羹，兼煮粥食之，去一切五脏气。《食疗本草》

大　麦

大麦久食之，头发不白，熟则益人带，生则冷损人。《食疗本草》

大麦不动风气，调中止泄，令人肥健。《本草》

大麦久食，多力健行。《千金要方》。又《金匮要略方》云：大麦食多令人作癖。

小　麦

麦心之谷，心病宜食，养心气。《治百病明鉴图》

小麦不可多食，长宿癖，加喀气，难治。《千金要方》

小麦作面有热毒。《食疗本草》

小麦作饭，水淘食之，治烦热、少睡、多渴。《圣惠方》

小麦炒作饭及煮粥食之，主消渴口干。《食医心镜》

荞　麦

荞麦合猪羊肉食，成风痢。《孙真人食忌》

荞麦实肠胃，益气力，久食动风，令人头眩。《本草》

荞麦和诸肉食之，患热风，脱人眉发。同上

荞麦食之难消，动大热风。《食禁方》

荞麦作面，多食令人发落。《金匮要略方》

穬　麦①

穬麦久服令人多力健行。《本草》

穬麦作饼食，不动气。若暴食时，间似动气，多食即益人。
同上

大　豆

大豆久服令人身重。《本草》

大豆久食令人作癖。《食禁方》

大豆，每食后净磨拭，吞鸡子大，令人长生。初服时似身
重，一年以后，不觉身轻，又益阳道。出《食疗本草》

大豆一斗，以新布盛，内井中一宿，出服七粒，辟温病。
《伤寒类要》

大豆屑，忌食猪肉。炒豆不得与一岁以上小儿食，食竟啖
猪肉，必拥气死。《千金要方》

蒸大豆一升，令变色，内囊中枕之，治头项强，不得顾视。
同上

醋煮大豆黑者，去豆煎令稠，傅发合发鬓。同上

白　豆

白豆味咸，肾之谷，肾病宜食，煞鬼气。《孙真人食忌》

白豆合鱼鲊食之，成消渴。同上

青小豆

青小豆合鲤鱼鲊，食之令人肝黄，五年成干屑病。《千金要
方》

①　穬（kuàng 矿）麦：大麦的一种。

赤小豆

赤小豆久服，令人枯燥。《千金要方》

赤小豆久食瘦人。《本草》

赤豆合鱼鲊食之，成消渴。《孙真人食忌》

昔有人患脚气，用赤小豆作袋，置足下，朝夕辗转践踏之，其疾遂愈。《本草图经》

丹毒，以赤小豆末和鸡子白涂之，逐手即消。又诸肿毒欲作痈疽者，以水涂便可消散。同上

赤小豆和鲤鱼烂煮，食之甚治脚气。《食疗本草》

暴痢后，气满不能食，煮赤小豆一顿，服之即愈。同上

热毒下血，或因食热物发动，以赤小豆杵末，水调方寸匕。《梅师方》

绿　豆

绿豆作枕，明目，治头风头痛。《本草》

绿豆下气，诸食发作，饼炙食之佳。补益，和五脏，安精神，行十二经脉，此最为良。又研汁煮饮服之，治消渴，去浮风，益气力，润皮肉，可长食之。《食疗本草》

扁　豆

扁豆久食头不白。《食疗本草》

白扁豆解一切草木毒，生嚼及煎汤服取，效。《本草》

扁豆疗霍乱吐痢不止，末和醋服之。同上

粟　米

粟米，胃冷者不宜多食。《本草拾遗》

小儿重舌，用粟补之。《子母秘录》

消渴口干，粟米饮饭食之，良。《食医心镜》

罂 粟

罂粟不可多食，食过度则动膀胱气。《本草图经》

疗反胃不下饮食，罂粟粥法：白罂粟二合，人参末三大钱，生芋五寸长（细切），研三物，以水一升二合，入生姜汁及盐花少许，搅匀，分二服，不计早晚食之，亦不妨别服汤丸。《南唐食医方》

卷第十九

果实部

总　果

非时果实不可食，防带邪气入腹。《西山记》

时果有压或损，不可食。《食治通说》

勿食未成核果，发痈疽，不尔发寒热，变黄，为泄痢。《巢氏病源》

自落地五果，经宿，虮蜉、蝼蛄、蜣螂游上，勿食。

果子生食，生疮。《金匮要略方》

一切果核中有两仁者，并害人。《千金要方》

枣　子

大枣久服长生，不饥。《千金要方》

生枣食多令人腹胀，多寒热、羸瘦者不可食。煮食补肠胃，肥中益气。干枣润心肺，止嗽，和五脏，治虚劳损，除肠胃癖气。《本草》

枣味甘补脾，脾病宜食。《治百病明鉴图》

软枣不可多食，动人风气，发冷病咳嗽。《食禁方》

枣合生葱食之，令人病。《金匮要略方》

梅　子

梅子多食坏人齿。《千金要方》

梅子多食伤骨蚀脾胃，令人发热。《本草》

桃　子

桃味辛，肺病宜食。《治百病明鉴图》

桃多食令人有热。《千金要方》

饱食桃，入水浴，成淋病。同上

桃生者，食之损人。《食疗本草》

杏　子

杏味苦，心病宜食。《治百病明鉴图》

杏子热，不可多食，损人筋骨，面䵟。《食疗本草》

杏多食令人目盲。《修真秘旨》

杏仁不可久服，令人目盲发落，动一切宿病。《千金要方》

李　子

李，无毒益气，多食令人虚热。《本草》

李子不可合雀肉食。同上

李不可合蜜食，损五脏。《食医心镜》

李不可多食，临水上食，令人发痰疟。《食疗本草》

李味酸，肝病宜食。《治百病明鉴图》

李仁不可和鸡子食之，患内结不消。《本草》

梨　子

梨多食，令人寒中。《千金要方》

金疮、产妇勿食梨，令人萎困寒中。同上

胸中痞塞热结，可多食生梨。《本草》

吃梨益齿损胃。《琐碎录》

柰　子①

柰子不可多食，令人虚病。《食疗本草》

柰味苦，令人臆胀，病人不可多食。《太平御览》

---

① 柰（nài 耐）子：柰树的果实，似李子而肉红，味酸甜。

柑　子

柑子食多，令人肺燥冷中，发疟癖。《食疗本草》

柑子多食发阴汗。《本草》

橘　子

橘子酸者聚痰，甜者润肺。《本草拾遗》

橘柚不可多食，令人口爽，不知五味。《食禁方》

橙　子

橙子不可多食，伤肝气。《本草》

橙子不可与獱①肉同食，令人头旋恶心。《食禁方》

松　子

取松子捣为膏，如鸡子大，酒调下，日三服，则不饥渴。饮水，勿食他物，百日身轻。《圣惠方》

松子补虚羸、少气、不足。《本草》

油松子不可吃，损人声。《琐碎录》

柿　子

红柿摘下未熟，每篮将木瓜三两枚于其中，其柿得木瓜即发，并无涩味。《琐碎录》

红柿饮酒，令人心痛。《本草》

凡食柿，不可与蟹同，令人腹痛大泻。出《本草图经》。又《食禁方》只云椑柿②。

牛奶柿至冷，不可多食。同上

---

① 獱（biān 边）：同"猵"。一种獭类动物。
② 椑（bēi 杯）柿：柿子的一种。

椑柿久食，令人①寒中②。《本草》

日干柿温补，多食去面皯，除腹中宿血。同上

栗　子

栗味咸，肾病宜食。《治百病明鉴图》

栗子生食治腰脚，蒸炒食之令气拥，患风水气不宜食。宜日中曝干食，即下气补益。今所食生栗，可于热灰火中煨，冷汗出，食之良。不得通热，即拥气。生即发气，故火煨投其木气耳。《食疗本草》

林　檎③

林檎多食，令人百脉弱。《千金要方》

林檎不可多食，发热涩气，令人好睡，发冷痰，生疮疖，脉闭不行。《本草》

樱　桃

樱桃令人好颜色，美志性。《千金要方》

樱桃多食令人吐。《本草》

樱桃多食伤筋骨。《金匮要略方》

樱桃多食发虚热。有暗风人不可啖，啖之立发。《本草图经》

荔　枝

荔枝子止渴，益人颜色。如吃太多，用生蜜一匙，新汲水化吃。《食疗本草》

荔枝子食之通神、益智、健气，多食则发热。同上

---

① 人：原作"中"，据《图经衍义本草》卷三十六改。

② 寒中：病证名。指邪在脾胃而见里寒之病证。

③ 林檎（qín 勤）：植物名，亦作"林禽"，又名花红、沙果。

荔枝食之有益于人。《列仙传》称："有食其华实为荔枝仙人。"葛洪云："蠲渴补髓，或以其性热。人有日啖千颗未尝为疾，即少觉热，以蜜浆解之。"《荔枝谱》

龙　眼

龙眼久食，益智强魂，去毒安志。《本草》

生龙眼沸汤内焯过，食之不动脾。《琐碎录》

胡　桃

胡桃发风，须以汤剥去肉上薄皮，过夏至不堪食。《本草衍义》

胡桃多食动痰饮，令人恶心、吐水吐食。《千金要方》

胡桃多食利小便。能脱人眉，动风故也。《本草》

油胡桃不可吃，损人声。《琐碎录》

食胡桃多者，令人吐血。同上

安石榴

石榴多食损齿。《食疗本草》

安石榴多食损人肺。《千金要方》

木　瓜

木瓜不可多食，损齿及骨，又脐下疞①痛。《食疗本草》

枇　杷

枇杷多食发痰热。《本草》

枇杷和热炙肉及热面，食之令人患热毒黄病。同上

---

① 疞（jiǎo 绞）：同"疚"，腹中急痛。

榅桲①

榅桲食之须净去上浮毛，不尔损人肺。《本草衍义》

榅桲发毒热，秘大小肠，聚胸中痰壅。不宜多食，涩血脉。
《本草》

楂 子②

楂子损齿及筋，不可食之。《食疗本草》

杨 梅

杨梅多食令人发热。《本草》

杨梅不可多食，甚能损齿及筋。《食疗本草》

橄 榄

橄榄食之必去两头，有大热。《能改斋漫录》

橄榄过白露摘食，庶不病痁③。《琐碎录》

榧 子④

榧子多食，能消谷，助筋骨，行荣卫，明目轻身。《食疗本草》

榧子食之过多则滑肠。《本草衍义》

榛 子

榛子益气力，宽肠胃。《本草》

葡 萄

葡萄久服轻身不老。可作酒服之，强力调志。不问土地，

---

① 榅桲（wēn bó 温博）：别名木梨，一种果树的种子。
② 楂子：又名木桃。
③ 痁（shān 山）：疟疾的一种，多日一发。下同。
④ 榧（fěi 绯）子：香榧树果实。

但收之酿酒，皆美好。或云：子不堪食，令人卒烦眼暗。《食疗本草》

莲 子

莲子食之宜蒸，生则胀人腹，中薏①令人吐，食当去之。《本草拾遗》

莲子不去心食，成霍乱。《孙真人食忌》。又《图经》云：莲子苦薏食之令霍乱。

莲子性寒，生食微动气，蒸食之，良。《食疗本草》

藕

藕生食，主霍乱后虚渴烦闷不能食；蒸食甚补五脏，实下焦；与蜜同食，令人腹脏肥，不生诸虫。《食疗本草》

藕除烦，解酒毒、压食及病后热渴。《本草拾遗》

食藕用少盐水或梅水浸，供多食，不损口。《琐碎录》

藕久服轻身耐老，止热破血。《千金要方》

鸡 头②

鸡头，益精气强志，令耳目聪明。久服轻身，不饥耐老。《本草》

鸡头作粉食之，甚妙。是长生之药，与小儿食，不能长大，故驻年耳。生食动风冷气。《食疗本草》

鸡头实，食多不益脾胃气，兼难消化。《本草衍义》

菱

菱性冷，不可多食。《本草图经》

---

① 中薏：莲子心。
② 鸡头：即芡实。

菱实令人脏冷，损阳气，痿茎。可少食，多食令人腹胀满者，可暖酒和①姜饮，一两盏即消。《食疗本草》

菱角食之不益脾。《本草衍义》

---

① 可暖酒和：此处漫漶，据《食疗本草》卷下补。

卷①第二十

菜蔬部

总　菜

菜不可生茹。《食治通说》

腌菜失覆不可食。同上

檐下滴菜有毒。《酉阳杂俎》

凡海中②菜有小螺子，损人，不可多食。《本草》

凡一切菜，熟煮热食。《金匮要略方》

夜食生菜不利人。同上

葱

葱多食昏人神。《本草衍义》

葱初③生芽者，食之伤人心气。《金匮要略方》

夜食葱④伤人心。同上

生葱和雄鸡、雉、白犬⑤肉食之，令人窍经年血流。同上

生葱合枣食，令人病。同上

生葱不可共蜜食之，杀人。《食禁方》

食烧葱并啖蜜，令人拥气而死。同上

生葱和鸡子食，令人变嗽。《本草》

---

① 卷：底本无，据文义补。
② 海中：此二字版蚀，据《证类本草》卷九补。
③ 初：此字版蚀，据《金匮要略·果实菜谷禁忌并治》补。
④ 夜食葱：此三字版蚀，据《金匮要略·果实菜谷禁忌并治》补。
⑤ 犬：原作"大"，据《金匮要略·果实菜谷禁忌并治》改。

冻葱，冬不死最善，宜冬月食，不宜多。虚人、患病者多食，发气冲人，五脏闷绝。《食疗本草》

葱味辛，能通利肺壅。《治百病明鉴图》

蒜

凡食小蒜，不可啖生鱼。令人夺气，阴核疼。《千金要方》

小蒜不可久食，损人心力。同上

独头蒜不可共蜜，食之杀人。《食禁方》

凡蒜不可食，食之伤血。同上

啖蒜多，令人眼暗，昏沉好睡。《四时养生论》

韭

韭味酸，补肝。《治百病明鉴图》

韭春食则香，夏食则臭，多食则昏神。未出粪土为韭黄，最不益人，食之即滞气。《本草衍义》

霜韭冻不可生食，动宿饮，盛必吐水。《千金要方》

韭能充肝气。《食医心鉴》

韭初生芽者，食之伤人心气。《金匮要略方》

韭多食昏神暗目，酒后尤忌，不可与蜜同食。《本草》

韭不可与牛肉作羹，食之成瘕疾。《食禁方》

食韭后，杨枝皮擦牙，用冷水漱之，即不作气息。《琐碎录》

薤

薤味苦，补心，心病宜食①。《治百病明鉴图》

薤不可共牛肉作羹，食之成②瘕疾。《千金要方》

---

① 心病宜食：此处版蚀，据寿养本补。

② 肉作羹食之成：此处版蚀，据寿养本补。

薤白色者最好，虽有辛气，不荤①人五脏，学道人长服之，可通神安魂魄，益气续筋力。《食疗本草》

凡用葱薤，皆去青留白，云白冷而青热也。《本草图经》

葫

葫，大蒜也，久食损目明，又使人白发早。《本草》

生葫合青鱼鲊食之，令人腹②内生疮，肠中肿，又成疝瘕。《食医心镜》

生蒜多食伤肝气，令人面无颜色。同上。又《千金要方》云：多食生葫行房，伤肝气，令人面无色。

姜

生姜去痰，下气，止呕，除风邪寒热。久服通神明，不可多食。《本草》

夜食姜，损人心。《金匮要略方》

芥　菜

紫芥多食之动风。《本草衍义》

芥大叶者良，煮食之动气，生食发丹石。其子有辛气，能通利五脏，其叶不可食多。又细叶有毛者杀人。《食疗本草》

芥菜不可共兔肉食，成恶邪病。《千金要方》

茄　子

茄子不可多食，动气及痼疾，熟者少食无畏。《本草拾遗》

茄子熟者食之厚肠胃，动气发疾。《酉阳杂俎》

---

① 不荤：此处版蚀，据寿养本补。
② 腹：原作"肠"，据《备急千金要方》卷二十六改。

菘 菜

菘菜有小毒，不宜多食。然能杀鱼腥，最相宜也。多食过度，惟生姜可解其性。《本草图经》

药有甘草而食菘，即令病不除。《本草》

菘菜多食发皮风瘙痒。同上

莙 荙①

莙荙不可多食，动气。先患腹冷，食必破腹。《本草》

苜 蓿

苜蓿安中利人，可久食。《本草》

苜蓿少食好，多食当冷气入筋中，即瘦人。《食疗本草》

萝 卜

上床萝卜下床姜，盖夜间萝卜消酒食，早起姜开胃也。《琐碎录》

萝卜能解面毒。《洞微志》

萝卜根，消食利关节，理颜色，练五脏恶气，解面毒。凡人饮食过度，生嚼咽之便消，研如泥和面作馎饦②佳。《本草》

萝卜和羊肉食，下五脏一切气，令人肥白。如无羊肉，诸鱼肉亦得用也。《食疗本草》

萝卜久服涩荣卫，令人发早白。《孙真人食忌》。又《本草衍义》云：服地黄、何首乌人，食萝卜则髭发白。

荠 菜

芥菜久食，视物鲜明。《本草》

---

① 莙荙（jūn dá 君达）：一种甜菜。

② 馎饦（bó tuō 博脱）：面片汤。

芥，和肝气明目。凡入夜，则血归于肝，肝为宿血之脏。过三更不睡，则朝旦面色黄燥，以血不得归故也。若肝气和，则血脉通流，津液畅润，疮疥于此何有？君今患疮，宜食芥。其法：取芥一二升许，净洗入淘了米三合，冷水三升，生姜（不去皮，挫）两指大，同入釜中，浇生油一蚬壳，当于羹面上不得触，触则生油气，不得入盐醋。此物以为幽人山居之禄，不可忽也。《东坡尺牍》

蔓 青

蔓青，菜中之最有益者。常食之通中益气，令人肥健。《本草图经》

莼 菜

食莼菜能引疫气，莼菜上有水银也。《琐碎录》

莼菜多食动痔病。《千金要方》

莼菜和鲤鱼作羹，下气止呕。多食发痔，虽冷而补。热食之，亦拥气不下，甚损人胃及齿，不可多食，令人颜色恶。又不宜和醋食之，令人骨痿。少食补大小肠虚气，久食损毛发。《食疗本草》

温病起食莼者多死。《本草拾遗》

牛 蒡

牛蒡通十二经脉，洗五脏拥气，可常菜食。《食疗本草》

苋 菜

苋菜动气，令人烦闷，冷中损腹。不可与鳖肉同食，生鳖癥。其鳖甲剉以苋菜，封裹置于土坑内，上以土盖之，一宿尽成鳖儿也。《食疗本草》

紫苋，茎叶通紫，诸苋中此无毒不寒。《本草图经》

葵 菜

葵心伤人，百药忌食心，心有毒。《千金要方》

霜葵陈者，生食之动五种流饮。同上

葵菜和鲤鱼鲊食之，害人。同上

每十日一食葵，葵滑所以通五脏拥气。又是菜之主，不用合心食之。同上

葵能充①脾气，又霜葵多食吐水。葵合鲤鱼食，害人。《孙真人食忌》

天行病后，食葵一顿便失目。《食疗本草》

菠 薐②

菠薐久食，令人脚弱不能行，发腰痛。不与鲤鱼同食，发霍乱吐泻。《本草》

芸 薹③

芸薹，若先患腰膝，不可多食，必加极。又极损阳气，发口疮齿痛。又能生腹中诸虫，道家时忌。《食疗本草》

瓠 子

甜瓠，患腰脚肿气及虚肿者，食之永不差。《孙真人食忌》

兰 香

兰香不可多食，壅关节，涩荣卫，令血脉不行，又动风发脚气。《本草》

---

① 充：原作"克"，据《本草品汇精要》卷三十七改。
② 菠薐：即菠菜。原作"菠薐"，据底本卷二十目录及下文改。
③ 芸薹：即油菜。

蕨

蕨久食令人脚弱不能行，消阳气缩茎。多食发落，头皮痒，鼻塞眼暗。腹中冷气食之，当时肚胀。小儿不可食，立行无力。《食疗本草》

郗鉴镇丹徒，二月出猎，有甲士折蕨一枝食之，觉心中成疾，后吐一小蛇，悬屋前渐干成蕨，遂明此物不可生食。《搜神记》

蕨不可共鳖肉食，成鳖瘕。《千金要方》

胡荽

胡荽不可久食，令人多忘。《千金要方》

胡荽，病人不可食。《金匮要略方》

胡荽久食发腋臭，根发痼疾。《本草拾遗》

胡荽不得与斜蒿同食，令人汗臭难差。《食疗本草》

胡葱

胡葱久食伤神损性，令人多忘，损目明，尤发痼疾。患胡臭人不可食，令转盛。《本草》

食胡葱青鱼，令人肠生虫。同上

胡葱，四月勿食，令人气喘多惊。《孙真人食忌》

胡瓜

胡瓜不可多食，动寒热，多疟病，发百疾及疮疥，发脚气。《孙真人食忌》

胡瓜，天行后不可食。小儿切忌，滑中生疳虫。不与醋同食。《本草》

胡瓜食之发热病。《金匮要略方》

冬　瓜

白冬瓜即冬瓜也。此物经霜后，皮上白如粉涂，故云白冬瓜也。益气耐老，除胸中满，去头面热。热者食之佳，冷者食之瘦人。《食疗本草》

冬瓜煮食之练五脏，为下气故也。同上

水病初得危急，冬瓜不限多少任吃之，神效无比。

甜　瓜

甜瓜多食，令人阴下痒湿生疮，发黄疸病。《千金要方》

凡瓜入水沉者，食之得冷气，终身不差。同上

甜瓜多食动寒热，多疟病。同上

瓜两蒂、两鼻，害人。《本草》

瓜苦有毒。同上

瓜除瓤食之不害人。若觉多，即入水自渍，便即消。同上

甜瓜，暑月服之永不中暑气。多食未有不下利者，贫①下多食，至深秋作痢为难治，为其消损阳气故也。《本草衍义》

甜瓜不可多食，动宿冷，病弱、脚手无力。《食禁方》

食被霜瓜，向冬发寒热及湿病。《巢氏病源》

越　瓜

越瓜不可多食，动气发诸疮，令人虚弱不能行，不益小儿。天行病后不可食。又不得与牛乳酪作鲊同食，及空心食，令人心痛。《本草》

芹　菜

水芹寒，养脾益力，令人肥健，杀药毒，置酒酱中香美，

---

① 贫：诸本同，疑为"贪"之误。

和醋食之损齿。生黑滑地名曰水芹，食之不如高田者宜人。余田中，皆诸虫子在其叶下，视之不见，食之与人为患。《食疗本草》

芹菜，患鳖瘕者不可食。《本草拾遗》

春秋二时，龙带精入芹菜中，人遇食之为病，发时手青，腹满不可忍，作蛟龙病。服硬糖二三升，日两度，吐出如蜥蜴三五，便差。《金匮要略方》

芹赤叶有毒。《本草》

芹菜益筋力，去伏热，止血养精，保血脉，嗜食。作菹①及煮食并得。《食医心镜》

蒫 菜②

蒫菜细切，以生蜜洗，或略煎，吃之爽口，妙，能消酒食。多食发痼疾。《琐碎录》

茼 蒿

茼蒿动风气，熏人心，令人气满，不可多食。《本草》

鹿角菜

鹿角菜，不可久食，发痼疾，损经络血气，令人脚冷痹，损腰肾，少颜色。服丹石人食之下石力。又能解面热。《本草》

昆 布

昆布多食令人瘦。《本草》

紫 菜

紫菜多食，令人腹痛，发气，吐白沫，饮少热醋消③之。

---

① 菹（jī zū 鸡租）：指腌菜。此二字漫漶，据寿养本补。

② 蒫（hàn 旱）菜：又名辣米菜、野油菜等。

③ 消：底本无，据《本草拾遗》补。

《本草》

决　明

决明叶明目轻身，利五脏，作菜食之，良。子主肝家热。每日取一匙，将去空腹吞之，百日后夜见字。《食疗本草》

苦　荬①

苦荬，夏月宜食以益心。《琐碎录》

莴　苣

莴苣多食昏人眼，蛇亦畏之。有人禁此一物不敢食，目不昏。出《本草衍义》。又《琐碎录②》云：要得远觑，莫吃莴苣。

莴菜有毒，百虫不敢近，蛇虺③过其下，误触之则目瞑不见物。中有毒者，唯生姜汁能解之。《遁斋闲览》

笋

苦竹笋，主不睡，去面目并舌下热黄、消渴、明目、酒毒，除热气，健人。《本草拾遗》

笋，箭笋新者稍可食，陈者不可食。《食疗本草》

淡竹笋，虽美口，发背闷、脚气。同上

笋动气，发冷癥，不可多食。同上。又《千金要方》：患冷之人，食笋心痛。

笋以薄荷叶数片同煮，即无豉味。《琐碎录》

煮笋二三日不烂，脾难克化，脾病者不宜吃。同上

---

① 苦荬（mǎi 买）：即苦菜。
② 琐碎录：原作"锁碎录"，据前文改。
③ 虺（huǐ 毁）：古书上说的一种毒蛇。

茭　白①

茭白不可合生菜食之。《食禁方》

茭白多食，发气并弱阳。《本草》

茭白杂蜜食之，发痼疾。《本草拾遗》及《本草》云：茭白蜜食
下痢。

茭白，主心胸中浮热动气，不中食，发冷滋牙齿，伤阳道，
令下焦冷，不食为妙。同上

干　苔

干苔发诸疮疥，下一切丹石，杀诸药毒。不可多食，令人
痿黄少血色。《食疗本草》

菌　蕈

地生者为菌，木生者为蕈②，江东人呼为蕈。夜中光者有
毒，煮不熟者有毒，煮讫照人无影者有毒，采归色变者有毒，
有恶虫鸟从下过者③有毒，欲烂无虫者有毒。冬春无毒者为蛇
过也。《本草》

菌，槐树上生者良，野田中恐有毒。发冷气，令腹中微微
痛。《食疗本草》

菌仰卷及赤者不可食。《金匮要略方》

食枫树菌而笑不止。同上

凡食新蕈有毛者，能杀人。以姜钱试之，姜黑则蕈有毒。
又无裙者毒，用姜、椒、麻油、盐，熳④火熬数十沸，姜椒俱

---

① 茭白：原作"茭苜"，据文义改。下同。
② 蕈（nòu 耨）：木耳。
③ 鸟从下过者：底本无，据《证类本草》卷十一补。
④ 熳：同"慢"。下同。

黑者有毒。《琐碎录》

菌下无纹者有毒，食之杀人。同上

蕈，桑槐树上者良，治风破血益心力。其余树上者多动风，发痼疾、痔病，令人两肋下急痛，损经脉，又令人背膊闷。《药性论》

蕈如弹丸，未敷者为珍。时有毒者，先以生姜同煮，色变者不可食。不幸中毒，急饮地浆乃解。地浆者，掘黄土也深尺余，投新水其中熟搅，俟其稍澄，挹取饮之。《忘怀录》

如掘土中，其下多因有朽壤乃生，遇震雷谓之雷菌。嫩者极珍，虽有土气，味至多。有毒者往往杀人，不可不慎也。凡者折中多细白虫，宜先以油汤灌①之，其虫立出。同上

木　耳

木耳赤色及仰生者勿食。《金匮要略方》

木耳寒，利五脏，宣腹胃热拥毒，亦不可多食。服丹石人热发，和葱头煮作羹，食之即止。《食疗本草》

---

① 灌：原作"嚾"，据寿养本改。

卷第二十一

草木部

松　黄

松花上黄粉名松黄，山人及时拂取，作汤点之甚佳，但不堪停久。《本草图经》。又《本草》云：松黄酒服能轻身疗病。

桃　花

酒渍桃花饮之，除百病，益颜色。《太清诸草木方》

橘　花

橘花不得便闻，盖花上有姜毒，亦谓之鸡距子①，有人曾闻②，害鼻臭不可近。《琐碎录》

茉　莉

茉莉花，莫安床头，引蜈蚣。《琐碎录》

槿　花

木槿花，小儿不可摘弄，能令人病痁，俗谓槿为疟子花。《琐碎录》

菊　花

菊花作枕明目。《本草》

白菊味苦，染髭发令黑，和苣藤、茯苓蜜丸③，主头风眩、

---

① 鸡距子：俗称鸡爪梨，属鼠李科，枳属木本植物。
② 闻：原作"问"，据寿养本改。
③ 丸：原作"尤"，诸本同，据《证类本草》卷六改。

变白，不老，益颜色。《本草拾遗》

蜡　梅

蜡梅花不可便闻，恐生鼻痔。《琐碎录》

萱　草

萱草嫩苗及花跗作菜食，利胸膈，甚佳。《本草图经》

萱草名宜男，妊妇佩其花，必生男。《风土记》

蒲　黄

蒲黄，即蒲花中蕊屑也。细若金粉，当其欲开时便取之，以蜜搜作果食，甚益小儿。《本草图经》

芭　蕉

人家不可多种芭蕉，久而招祟。《琐碎录》

桑　葚

桑葚食之益精神，久食可以代粮不饥，能变白发为黑。《东坡物类相感志》

桑葚补五脏，明耳目，利关节，和经脉，通血气。取黑椹一升，和虼蚪①一升，和之瓶中，密封②口，于屋东悬之，百日尽化为泥，可染白发，终不复白。《食疗本草》

桑葚曝干和蜜食之，令人聪明，安魂镇神。《本草图经》。又《食疗本草》云：桑葚曝干，末，蜜为丸。每服四十丸，久服良。

楪　子③

楪子熟者，和蜜食之去嗽。《本草》

---

① 虼（gè个）蚪：即蝌蚪。
② 密封：原作"蜜封"，据寿养本改。
③ 楪（chán缠）子：果名，似柰而酸。原作"探子"，诸本同，据《本草纲目》果部卷三十一改。

楮

立截楮木作枕，六日一新者，能治头中白屑。《琐碎录》

楮实，益气，充肌肤，明目。久服不饥不老。《本草》

黄　精

黄精根如嫩姜，黄色。二月采，蒸过，曝干用。今①通八月采山中人，九蒸九曝，作果甚甜美。初生苗时，人多采为菜茹，谓之笔菜，味极美。《本草图经》

枸　杞

枸杞，冬采根，夏采叶，可作羹，味小苦，补益阳事，令人长寿。《本草》

十月内，采枸杞子红熟者，去蒂，水净洗，沥干，砂盆内烂研，以细布袋盛，滤去滓不用，沉清一宿去清水。若天气稍暖，更不待经宿。入银石器中，熳火熬成膏，不住手搅之粘底，候稀稠得所，泻向新坩瓶中盛之，蜡纸封，勿令透气。每日早朝温酒下二大匙，夜卧再服。百日身轻气壮，耳目聪明，髭发为黑。《林泉备用》

菖　蒲

菖蒲久服，聪明益智。甲子日，取菖蒲一寸九节，阴干百日，为末，服方寸匕，日三服。《千金要方》

七月七日，取菖蒲酒，服三方寸匕，饮酒不醉，不可犯铁，令人呕逆。同上

食菖蒲忌饴糖、羊肉。《本草》

---

① 今：原作"令"，诸本同，据《证类本草》卷六改。

地　黄

地黄初采，水浸沉者是也。采生者，去白皮，瓷锅上柳木甑蒸之。摊冷气歇，拌酒再蒸，又出令干，勿令犯铜铁器，令人肾消，并白髭发。男损荣，女损卫也。《本草》

干地黄补五脏，通血脉，益气力，利耳目。生地黄捣饮之，久服轻身不老。同上

造生地黄法：地黄一百斤，拣择肥好者六十斤，有须者去之，然后净洗漉干，曝三数日令微皱，乃取陈退四十斤净洗漉干，于柏木臼①中熟捣，绞取汁，如尽，以酒投之更捣绞，即引得余汁尽。用拌前六十斤干者，日中曝干。如天阴，即于通风处薄摊之，夜亦如此，以干为服。此法比市中者气力数倍，顿取汁恐损，随日捣绞用，令当日使尽为佳。《忘怀录》

造熟地黄法：斤数、拣择一准生法度。讫候晴日便早蒸之，即曝日中，夜置汁中，以物盖之，明朝又蒸，古法九遍止。今但看汁尽色黑，熟蒸三五遍亦得。每造皆须春秋二时，正月九月冷缘寒气方可宿浸，二月八月拌而蒸之，不可宿浸也。地黄汁经宿恐酸，不如日日捣取汁用。曝药皆须以床架上置薄簟②等，以通风气，不然日气微弱，则地气浸也。于漆盘中最好，簟，多汗又损汗。同上

造干地黄法：九月末，掘取肥大者，去须熟蒸，微曝干，又蒸曝干，食之如蜜可停。同上

薯　蓣

薯蓣日干，捣细，筛为粉，食之大美，且愈疾而补。《本草》

---

① 臼：原作"日"，据寿养本改。
② 簟（diàn 电）：竹席。

薯蓣于砂盆中细研，然后下于铫^①中，先以酥一大匙熬，令香，次旋添酒一盏，煎搅令匀，空心饮之，补虚损，益颜色。《圣惠方》

薯蓣和面作馎饦，食之良，微动气，为不能毒也。《食疗本草》

茱 萸

井上宜种茱萸，叶落井中，饮此水者无瘟病。《民要录》

舍东种白杨、茱萸三根，增年益寿，除患害也。又悬茱萸子于屋内，鬼畏不入也。同上

茱萸杀鬼疰气，又闭目者不堪食。《食疗本草》

茱萸多食冲眼，兼又脱发。《本草图经》

百 合

百合二月八月采，曝干蒸食之，甚益气。《本草图经》

百合蒸过，蜜和食之，作粉尤佳。红花者名山丹，不堪食。《食疗本草》

槟 榔

槟榔多食发热。《食疗本草》

胡 椒

胡椒多食伤肺。《本草》

蜀 椒

蜀椒久食，令人乏气失明。《千金要方》

椒色白者有毒。《本草》

椒口闭者杀人。同上

---

① 铫（diào 吊）：煮开水熬东西用的器具。

凡用椒，火微炒之，令汗出，有势力。同上

椰　子

椰子，取其壳为酒器，如酒中有毒则沸起。令人皆漆其里，则全失用椰子之意。《本草衍义》

椰子多食动气。《南海药谱》

椰子肉益气去风，浆服之主消渴，涂头益发令黑。《本草》

预知子①

预知子，其壳中有二子取，三子者莫取，为偏气不足故。二子者，阴阳和合，能除一切蛊毒。如采构，其间有爆鸣似人两爪相击，即佩带于衣领。如入蛊毒之乡人家，则其吁鸣爆，其警觉蛊，灵验可知。《物类相感志》

皂　荚

铁物捶皂荚，皂荚无力，兼令人患沥液。《续酉阳杂俎》

枳

枳椇多食发蛔虫。昔有南人，修舍用此，误一片落在酒瓮中，其酒化为水味。《食疗本草》

蜜曲陆木俗呼枳椇，为蜜曲陆。作枕，醉后卧之即醒。《琐碎录》

覆盆子

覆盆子，益肾脏，缩小便。服之当覆其尿②器，如此取名。食之多热。《本草衍义》

---

① 预知子：即八月札，木通的果实。
② 尿：原作"弱"，据寿养本改。

紫　苏

紫苏，背面皆紫者佳，令人朝暮汤其汁，饮为无益。医家以谓芳草，致豪贵之疾者，此有一焉。脾胃寒人饮多泄滑，往往人不觉。《本草衍义》

紫苏子研汁煮粥良，长服令人肥白身香。叶可生食，与一切鱼肉作羹良。《药性论》

荆　芥

荆芥多食，熏人五脏神。《食疗本草》

荆芥动渴疾。《孙真人食忌》

薄　荷

薄荷，新大病差人不可食，以其能发汗，恐虚人耳。《本草图经》

甘　蔗

甘蔗汁煮粥，空心渐食之，日一二服，极润心肺，治咳嗽。《养老奉亲书》

不可烧甘蔗柤①，令人目暗。《琐碎录》

甘蔗不可共酒食，发痰。《食疗本草》

甘蔗，食后吃之解酒毒。《食医心镜》

芋

芋，益气充饥。惠州富此物，然人食者不免瘴。吴远游曰："此非芋之罪也。芋当去皮，湿纸包，煨之，火过熟乃热啖之，则松而腻，乃能益气充饥。今惠州人皆和皮煮，令啖坚顽少味，

---

① 柤：通"渣"，渣滓。

其发瘴固宜。"《苏沈良方》

芋有六种，有青芋、紫芋、真芋、白芋、连禅芋、野芋。其青芋细长毒多，初煮要须灰汁，易水煮熟，乃堪食尔。白芋、真芋、连禅芋、紫芋毒少，并在尔蒸煮啖之，又宜冷啖，疗热止渴。其真、白、连禅三芋，兼肉作羹，大佳。野芋大毒，不堪啖。《本草》

芋园，圃中种者可食，余者有大毒，不可容易食，生姜煮，又换水煮，方可食。和鱼煮，甚下气、补中、调虚。《日华子本草》

芋宽肠胃，主肌肉，令人悦泽。白色者无味，紫色者破气，煮汁饮之即止渴。十月后曝干收之，冬月食不发病，他时月不可食。又和鲤、鲫鱼作臛[1]，良。久食令人虚劳无力。又煮汁洗腻，衣白如玉，亦可浴去身上浮风，忌风半日。《食疗本草》

芋多食，动宿冷。《千金要方》

乌 芋

乌芋又名凫茨，可作粉食，明耳目。若先有冷气，不可食，令人腹胀气满。小儿秋食，脐下当痛。《食疗本草》

茨 菰

茨菰冷有毒，多食发虚热及肠风、痔瘘、崩中、带下、疮疖，煮以生姜御之，佳。怀孕人不可食。《日华子本草》

茨菰不可多食，令人患脚，又发脚气、瘫缓风，损齿，令人失颜色、皮肉干燥。卒食之，令人呕冷。《食疗本草》

---

① 臛（huò 或）：肉羹。

服饵部一

服日月

《太上玄真诀》服日月法，东卿司命君曰：先师王君，昔见授《太上明堂》《玄真上经》，清斋休粮，存日月在口中。昼存日，夜存月，令大如环。日赤色有紫光九芒，月黄色有白光十芒，存咽服光芒之液，常蜜行之，无数苦不修。存时令日月住面明堂中，日居左，月居右，令二景与目童气合通也。此道以摄，运生精理，魂神六丁，奉侍天兵。卫护此上真道也，大都口诀正如此。《云笈七签》

服日月之精华者，欲得常食竹笋者，日华之胎也，一名大明；又欲常食鸿脯者，月胎之羽鸟也，一名月鹭。欲服日月，当食此物，气感运之。太虚真人曰：鸿者，羽族之总名也，其鹄、雁、鹅、鸥，皆曰鸿鹭也。同上

服日月芒

常存心中有日象，大如钱，在心中赤色。又存日有九芒，从心中出喉至齿间，而芒回还胃中。如此良久，临目存，自见心胃中分明，乃吐气漱液，服液三十九过止，一日三为之，行之十八年得道，行日中无影。恒存日在心中，月在泥丸宫。夜服月华，如服日法，存月十芒，白色从脑中下入喉，芒亦未出齿，而回入胃。《云笈七签》

服日月气

服日气法：以平旦采日华，以夜半存之，去面前九寸，令

万景照我泥丸下，及五脏洞彻一形，引气入口，光色蔚明，良久乃毕，则常得长生矣。《云笈七签》

又法：夜半生气时，若鸡鸣时，正卧闭目，存左目中出日，右目中出月，并径九寸，在两耳之上，两耳之上名为六合，高窗也。令日月使照一身，内彻泥丸，下照五脏肠胃之中，皆觉见了了，洞彻内外，令一身与日月光合，良久毕，叩齿九通，咽液九过，乃微祝曰："太上玄一，九皇吐精，三五七遍，洞观幽冥，日月垂光，下彻神庭，使照六合，太一黄宁，帝君命简，金书不倾，五老奉符，天地同诚，使我不死，以致真灵，却遏万邪，祸害灭平，上朝天皇，还老反婴，太帝有制，百神敬听。"毕乃开目，名为日月，练根三元，校魂以制，御形神辟，诸鬼气之来侵，使兆长生不死，多存之矣。同上

又法：又存左目为日，右目为月，共合神庭之中，却上入于明堂，化生黄英之醴，下流口中九咽之，以哺太一，常以生气时存之。毕，微祝曰："日月上精，黄水月华，太一来饮，神光高罗，使我长生，天地同柯。"五日一行之。口中舌上为神庭，存日月既毕，因动舌觉有黄泉，如紫金色，从舌上出流，却入明堂，为黄英之醴也，存思之时，常闭目施念。同上

服日精

吞日精者，用日出卯时，坐西面看东，想日如车轮形，想而吞之，七十二口，亦如河车拗起，昂头般运入项后，为枕枕之，如小乘人有圆光也。每日吞之，七十二口毕，方吞月华，龙虎大丹。出《生死诀》

服月华

吞月华者，须是过上弦八日晚后，背日向月坐，想月华入

于口内，八十一咽。至二十三日，下弦即罢之。至后月八日，依前法吞之，龙虎大丹。出《生死诀》

吸月精，凡月初出时、月中时、日入时，向月正立，不息八通，仰头吸月精，八咽之，令阴气长。妇人吸之，阴精益盛，子道通。《云笈七签》

吸月光精，妇人至四十九以上还生子。断绪者，即有子。久行不已，即成仙矣。

服　雾

东海东华玉妃淳文期，授含真台女真张微子服雾之法：常以平旦，于寝静之中，坐卧住已，先闭目内视，仿佛使如见五脏，毕。因口呼出气二十四过，临目为之，使目见五色之气，相缠绕在面上郁然，因入口内此五色气，五十过，毕。咽液六十过，毕。乃微祝曰："大雾发晖，灵雾四迁，结气琬屈，五色洞天，神烟含启，金石华真，蔼郁紫空，炼形保全，出景藏函，五灵分化，合明扇虚，时乘六云，和摄我身，上升九天。"又叩齿七通，咽液七过，乃开目，事讫。此道神妙。又神州玄都，多有得此术者，久行之，常乘云雾而游也。《真诰》

服五星

存五星当按八素，以五星为始，存以生气，时若不王，星先出者，故宜不先存五也。至于视星入室任意耳，唯以勤感为上耳，亦不必须都见星，然后速通也，视之益审耳。清灵君告存思要法：当觉目观五星于方面，并乘芒而下行我，然后依五星下而存五星，但吞咽一芒毕，又当镇星下，又存镇星良久，总五星各一芒，使俱入口而咽之，如镇星星过数也。《真诰》

服三气

范幼冲恒服三气。三气之法，存青气、白气、赤气各如，延从东方日下来，直入口中，挹之九十过，自饱便止，为之十年，身中自有三色气，遂得神仙，此高元君太素内景法。旦旦为之，临目施行，视日益佳。《真诰》

服 玉

《玉经》曰：服玉者，寿如玉也。又曰服玄真者，其命不极。玄真者，玉之别名也，令人身飞轻举，不但地仙而已，然其道迟成，服一二百斤，乃可知耳。玉，可以乌米酒及地榆酒化之为水，可以葱浆消之为饴，亦可饵以为丸，亦可烧以为粉，服之一年以上，入水不沾，入火不灼，刃之不伤，百毒不犯也。不可用已成之器，伤人无益，当得璞玉乃可用也。得于阗国白玉尤善，其次有南阳除善亭部界中玉及日南卢容水中玉亦佳。《抱朴子》

赤松子，以玄虫血渍玉为水而服之，故能乘烟上下也。同上

服玉屑

玉屑服之，与水饵之，俱令人不死，所以为不及金者，令人数数发热，以寒食散状也。若服玉屑者，宜十日辄一服，雄黄、丹砂各一两圭，散发洗沐，迎风而行，则不发热也。董君异常以玉醴与盲人服之，目旬日而愈。《抱朴子》

服 银

银不及金玉耳，可以地仙也。服之法：以麦浆化之，亦可以朱草酒饵之，亦可以龙膏炼之。然三年辄大如弹丸者，又非清贫道士所能得也。《抱朴子》

服珍珠

珍珠仅①一寸以上可服，服之可以长久。酪浆渍之皆化如水银，亦可以浮石水、蜂窠、鲎化包形，蛇黄合之，可引长三四尺丸服之，绝谷服之，则不死而长生也。《抱朴子》

服云母

上白云母二十斤，薄擘，以露水八斗作汤，分半淘洗云母。如此再过，又取二斗作汤，内芒硝十斤，以云母木器中渍之，二十日出，绢袋盛，悬屋上，勿使见风日令燥，以水渍鹿皮为囊揉挺之，从旦至中，乃以细绢下筛滓，复揉挺，令得好粉五斗，余者弃之。取粉一斗，内崖蜜二斤，搅，令如粥，内生竹筒中，薄削之，漆固口，埋北垣南岸下，入地六尺，覆土，春夏四十日，秋冬三十日。出之当如滓，为成。若洞，洞不消者，更埋三十日出之，先取水一合，内药一合，搅和尽服之，日三，水寒温自在。服十日，小便当变②黄，此先疗劳气风疹也；二十日，腹中寒癖消；三十日，龋齿除，更新生；四十日不畏风寒；五十日诸病皆愈，颜色日少，长生神仙。吾自验之，所以述录。《千金要方》

服五云之法：或以桂葱水玉化之以为水；或以露于铁器中，以玄水熬之为水；或以消石③合于竹筒中，埋之为水；或以蜜溲为酪；或以秋露渍之百日韦囊挺④以为粉；或以无巅草、樗血合饵之。服之一年，则百病愈，三年老翁反成童子，五年则

---

① 仅：原作"径"，据寿养本改。
② 变：原作"便"，诸本同，据《千金要方》改。
③ 消石：即硝石。下同。
④ 挺（shān 山）：揉和。

役使鬼神，入火不烧，入水不濡，践棘不伤，与仙人相见。又他物埋之即朽，烧之即焦，而五云以内，猛火中经时终不燃，埋之永不腐，故能令人长生也。又云服之十年，云气常覆其上，服其母以致其子，理自然也。又向日看之，腌腌纯黑色起者，不中服，令人病淋发疮，虽水饵之，皆先以茅屋溜水，若东流水、露水，渍之百日，淘汰去其土石，乃可用。取中山卫叔卿①服之，积久能乘云而行，以其力封之玉匣之中，仙去之后，其子名世及汉使者梁伯得而按方合服，皆得仙去。《抱朴子》

云母取上上白浑者，细擘②，以水净淘，漉出蒸之，一日一夜下之，复更净淘如前，去水令干，率云母一升，盐三升，消石一斤，和云母捣之一日，至暮取少许，掌上泯着，不见光明为熟，出，安盆瓮中，以水渍之，令相得。经一炊久，澄去上清水，徐徐去之尽，更添水如前，凡三十遍易水，令淡如水味即漉出。其法一如研粉澄取沉，然后取云母旋徐徐坐绢袋中滤者，单上曝令干，即成矣。久服轻身延年，强筋脉，填髓满，落齿更生，瘢痕消灭，光泽人面，不老，耐寒暑，志高可至神仙。《千金要方》

又方：云母擘薄，淘净去水余湿，沙盆中研万万遍，以水淘净③，取泪见此法即自保爱修而服之。同上

凡服云母粉，治百病，皆用粳米粥和服之，慎房室、五辛、油腻、血食、劳作。同上

凡服云母秘涩不通者，以芜菁菹④汁下之，即秘通之。同上

---

① 卫叔卿：传说中的仙人。
② 擘：原作"壁"，据寿养本改。
③ 净：原作"澄"，据寿养本改。
④ 菹（zū 租）：切碎。

服石中黄子①

石中黄子，所在有之，泌水山为尤多。其在大石中，则其石常润湿不燥，打其石有数十重，乃得之。在大石中，赤黄溶溶如鸡子之在其壳中也，即当饮之。不饮则渐坚凝成石，不复中服也。法正当及未坚时饮之，既凝则应未服也。破一石中，多者有一升，少者有数合，可顿服也。虽不得多，相继服之，其计前所服，合成三升，寿则千岁。但欲多服，唯患难得耳。《抱朴子》

服石脑芝②

石脑芝，生滑石中，亦如石中黄子伏，但不皆有耳。打破大滑石千许，乃可得一枚。初破之，其在石中，五色光明而自动，服一升，得千岁矣。《抱朴子》

服石硫黄芝

石硫黄芝，五岳皆有，而箕山为多，其方言许由就此，服之而长生，名流丹者。石之赤精，盖石硫黄之类也，皆浸溢于崖岸之间，其濡湿者可丸服，其已坚者可散服。《抱朴子》

服木芝

木芝者，松柏脂沦入地，千岁化为茯苓，万岁其上生小木，名曰木威喜芝，夜视有光，持之甚滑，烧之不燃，带之辟兵。以带鸡而杂以他鸡十二头，共笼之，去之十二步，射十二箭，他鸡皆伤，带威喜芝终不伤也。从生门上采之，于六甲阴干之百日，末，服方寸匕，日三。尽一枚，则三千岁也。《抱朴子》

---

① 石中黄子：石中的黄液。道家传说吃了可以长生。
② 石脑芝：滑石中有光明黄子为石脑芝。

服松子

神仙饵松实。用七月取松实，过时即落难收，去木皮，捣如膏，每服如鸡子大，日三服。如服及百日，身轻；三百日，日行五百里；绝谷久服，升仙。渴即饮水，亦可以炼了松脂同服之。《圣惠方》

七月七日采松子，过时即落不可得，治服方寸匕，日三四。一云服三合，百日身轻，三百日日行五百里，绝谷服升仙。渴饮水，亦可和脂服之。若丸如梧桐子大，服十丸。《千金要方》

取松实，末之，服三合，日三则无饥渴，饮水勿食他物，百日身轻，日行五百里，绝谷升仙。《千金翼方》

服松脂

松脂以真定者为良，细布袋盛，以清水百沸汤煮，浮水面者以新笊篱掠取，投新水中，久煮不出，煮皆弃不用，入生白茯苓①，不制但削去皮，捣罗为细末，拌匀，每旦取三钱匕，着口中，用少熟水搅漱，更以指点如常法揩牙，揩毕，用少熟水咽之，仍灌漱如常法，大能牢牙、驻颜、乌髭也。《仇池笔记》

百炼松脂，下筛，以蜜和内筒中，勿令中风，日服如博棋②一枚。博棋长二寸方一寸，日三，渐渐，月别服一斤，不饥延年。亦可淳酒和白蜜如饧，日服一二两至半斤。凡取松脂老松皮，自有聚脂者最第一，其根下有伤折处，不见日月，得之名曰阴脂，弥良。惟衡山东行五百里，有大松皆三四十围，乃多脂。又法：五月刻大松阳面，使向下二十四株，株可得半

---

① 茯苓：此后原衍"末"字，据寿养本删。

② 博棋：即围棋子。原作"傅棋"，据《备急千金要方》服食法第六改。下同。

升，亦煮老节根处者，有脂得用。《仙经》云："常以三月入衡山之阴，取不见日月松脂，炼而饵之，即不召而自来，服之百日耐寒暑，二百日五脏益补，服之五年即见西王母。"《仙经》又云："诸石所生三百六十五山，其可食者，满谷阴怀中松脂耳。其谷正从衡山岭直东四百八十里，当横梃正在横岭，东北行过其南，入谷五十里，穷穴有石城白鹤，其东方有大石四十余丈，状如白松，松下二丈有小穴，东入山有丹砂可食，其南方阴中有大松，大三十余围，有三十余株，不见日月，皆可取服之。"《千金要方》

服松脂法：欲绝谷服三两，饥复更服，取饱而止，可至一斤；不绝谷者，服食一两，常先食，须药力尽，乃余食。错者即食不安而吐也。久服延年百病除。《千金要方》

又方：松脂十斤①，松实三斤，柏实三斤，菊花五斤，上四味下筛，蜜和服之，如梧子三十丸，分为三服。一百日以上不复饥；服之一年，百岁如三十四十者；久服寿同天地。同上

又方：以夏至日，取松脂日食一升，无食他物，饮水自恣，令人不饥。长服可以终身。河南少室山，取阴处断之，置器中蒸之，膏自流出，炼出，去苦气，白蜜相和食，日一升，二日后服如弹丸。渴饮水，令人不老，取无时。同上

又方：松脂五斤，羊②脂三斤，上二味先炼松脂令消，内羊脂，日服博棋一枚，不饥，久服神仙。同上

又方：白松脂七斤，三遍炼白蜡五斤，白蜜三斤，茯苓粉三斤，上三味合蒸一石斗，顷服如梧子大十丸，饥复取服，日

---

① 十斤：寿养本作"一斤"。
② 羊：原作"半"，据寿养本改。

一丸，不得食一切物，得饮酒不过一合，斋戒。咬咀五香，以水煮一沸，去滓，以药投沸中。又欲致神女者，取茅根治取汁以和之，蒸服之，神女至矣。同上

又方：松脂、桑灰炼百遍，色正白，复内之饴蜜中，数反出之，服一丸如梧子，百日身轻，一年玉女来侍。同上

采松脂

指松脂法：以日入时，破其阴以取其膏，破其阳以取其脂。脂膏等分食之，可以通神灵。凿其阴阳为孔，令方五寸，深五寸，还以皮掩其孔，无令风入，风入则不可服。以春夏时取之，取讫，封塞勿泄，以泥涂之。《千金要方》

取松脂法：斫取老枯肥松，细擘，长尺余，置甑中蒸之，满甑脂下流入釜中，数数接取，脂置水中凝之尽，更为。一日可得数十斤，枯节益佳。《千金翼方》

又法：取枯肥松，细破，于釜中煮之，其脂自出，接取，置冷水中凝之，引之则成。若以五月就木取脂者，对刻木之阴面，为二三刻，刻可得数斤。秋冬则依煮法取，勿煮生松者，少脂。同上

炼松脂

松脂七斤，以桑灰汁一石，煮脂二沸，接置冷水中凝，复煮之，凡十遍，脂白矣，可服。今谷在衡州东南攸县界，此松脂与天下松脂不同。出《千金要方》

又法：松脂二十斤为一剂，以大釜中着水，加甑其上，涂际勿泄，加茅甑上为藉，复加生土茅上，厚一寸，乃加松脂于上，炊以桑薪，汤减添水，接取停于冷水中凝，更蒸之如前法。三蒸毕止，脂色如白玉状，乃用和药，可以丸菊花、茯苓服之。

每更蒸，易土如前法，以铜锣承甑下，脂当入锣中如胶状，下置冷水中凝，更蒸，欲出铜器于釜中时，预置小绳于脂中，乃下，停于水中凝之，复停于炭，须臾，乃四过皆解，乃可举也。尽更添水，以意斟酌，其火勿大猛，常令不绝而死。《千金翼方》

又法：炼松脂，十二过易汤不能者，五六过亦可服之。同上

又法：薄淋桑灰汁，以煮脂一二沸，接取，投冷水中引之凝，复更煮，凡千过，脂则成。若强者，复以酒中煮三四过，则柔矣。先食服一两，日三，十日不复饥，饥更服之。久服去百病，禁一切肉、咸菜、鱼酱、盐等。同上

又方：松脂十斤，用桑薪灰汁二石内釜中，加甑于上，甑中先铺茅茨①、铺黄砂土，可三寸，蒸之，脂少间流入釜中，寒之凝，接取复蒸。如前三上，更以清水代灰汁，复如前三上，去水，更以阴深水一石五斗，煮甘草三斤，得一石汁，去滓，内牛酥二斤，加甑釜上，复炊如前，令脂入甘草汁中凝，接取复蒸，又下，如此三上即成。苦味皆去，甘美如饴膏，服如弹丸，日三，久服神仙不死。同上

又方：好松脂一石，石灰汁三石，上二味于净处为灶，加大釜，斩白茅为藉，令可单上，以脂内甑中炊之，令脂自下入釜，尽去甑，接内冷水中，以扇扇之，两人引之三千过，复蒸如前满三遍，三易灰汁，复以白酢酱三石炼之三过，三易酢酱也。复以酒炼之一过，亦如上法，讫，以微火煎之，令如饴状，服之无少长。同上

炼松脂，春夏可为，秋冬不可为。绝谷治癞第一，欲食即勿服，亦去三尸。同上

---

① 茨：原作"次"，据寿养本改。

《伏虎尊师篇》① 炼松脂法：千斤松脂，五度以水煮过，令苦味尽。取得后，每一斤炼了松脂，入四两茯苓末，每晨水下一刀圭，即终年不食，而复延龄，身轻清矣。《野人闲语》

粉松脂

松脂十斤，丹黍灰汁煮沸，接置冷水中二十过，即末矣。亦可杂云母粉，丸以蜜，服之良。《千金翼方》

服松叶

服松叶令人不老，身生绿毛，轻身益气，久服不已，绝谷不饥渴。松叶不以多少，细切更研，每日食前，以酒调下二钱，亦可粥汁服之，初服稍难，久自便矣。《圣惠方》

服松叶法：细切餐之，日三合，令人不饥。《千金翼方》

又方：细切之如粟，使极细，日服三合。四时皆服生叶，治百病，轻身益气，还白延年。同上

又法：四时采，春东、夏南、秋西、冬北，至治轻身益气，令人能风寒不病痹，延年。同上

服柏子

凡采柏子以八月，过此零落又喜虫。顿取之，又易得也，当水中取沉者。八月取，并房曝干，末，服方寸匕，稍增至五合，或日一升半。欲绝谷，咨口取饱，渴饮水一方。柏子服不可过五合。《千金翼方》

服柏脂

五月六日刻其阳二十株，株可得半升，炼②服之。欲绝谷

①　伏虎尊师篇：《野人闲语》其中一篇。
②　炼：原作"练"，据寿养本改。

卷第二十二　二〇一

者，增之至六两，不绝谷者一两半。禁五辛、鱼、肉、菜、盐、酱。治百病，久服炼形延年。炼脂与松脂法同。《千金翼方》

服柏叶

高子良服柏叶法：采无时，以叶切，置甑中令满，覆盆，甑着釜上蒸之，三石米顷①，久久亦善，蒸讫，水淋百余过，讫，阴干。若不淋者，蒸讫便阴干。服一合后食，日三服，势力稍少增，从一合始，至一升。令人长生益气，可辟谷不饥。《千金翼方》

又方：取大盆，内柏叶，着盆中，水渍之，一日一易水。易水者，扶瓮出水也。如是七日以上，若二七日，为佳。讫，覆盆蒸之，令气彻便上，曝干，下筛末一石，以一斗枣膏，搜如作干饭法，服方寸二匕，日三，以水送下，不饥。饥即服之，渴饮水。以山居读诵，气力不衰，亦可济凶年。同上

又方：柏叶取近上者，但取叶，勿杂枝也。三十斤为一剂，当得好不津器，内柏叶于中，以东流水渍之，使上有三寸，以新盆覆上，泥封之。三七日出，阴干，勿令尘入中，干便治之，下筛。以三升小麦，净择，内着柏叶汁，须封五六日乃出，阴干燥，复内之，封五六日出，阴干令燥，磨之，下筛。又取大豆三升，炒令熟，取黄磨之，下筛，合三物，搅调相得。内韦囊中盛之，一服五合。用酒水无在，日三。食饮无妨。治万病，病自然消。冬不寒，颜色悦泽，齿脱更生，耳目聪明。赐实服此，食不食无妨。同上

又方：取柏叶三石熟蒸，曝干，下筛。大麦一升，熬令变色，细磨之，都合和服，多少自在，亦可作粥服之，可稍饮酒。

---

① 顷：原作"顿"，诸本同，据《千金翼方》卷十三改。

同上

又方：取柏叶二十斤，着盆中，以东流水渍三七日，出，曝干。以小麦一斗渍汁，三四日出，曝干，熬令香。柏叶亦然。盐一升，亦熬之令黄。上三味捣，下筛，以不中水猪膏二升，细切，着末中搅，复筛之。先食方寸匕，日三匕，不用食良，亦可兼服之。同上

又方：取阴地柏叶，只取阴面皮，咬咀蒸之，以釜下汤灌之，如是至三，阴干百日，下筛。大麦末、大豆末，三味各一斤，治服方寸匕，日三，以绝谷不食，除百病延年。同上

又方：柏叶三石熟煮之，出，置牛筥①中以汰之，令水清乃止，曝干，以白酒三升溲叶，微火蒸之熟，一石米顷息火，复曝干。治大麦三升，熬令变色，细治，曝，捣叶下筛，合麦屑中，日服三升，以水浆若酒送之。止②谷疗病，辟瘟疠恶鬼，久久可度世。同上

又方：柏叶十斤，以水四斗渍之一宿，煮四五沸，漉出去汁，别以器阁之干，以小麦一升，渍柏叶汁中，一宿出，曝燥，复内之，令汁尽。取盐一升，柏叶一升，麦一升，熬令香，合三味末之，以脂肪一斤，合溲酒服方寸匕，日三，病自消减，十日以上便绝谷。若乘骑，取一升半水，饮之，可以涉道路不疲。同上

服　桂

桂可与③葱涕合蒸作水，可以竹沥合饵之。亦可以先知君

---

① 筥（jǔ 举）：竹篾编织的圆形筐。
② 止：原作"上"，据《寿养丛书》改。
③ 与：底本无，据寿养本补。

脑，或云龟和服之，七年能步行水上，长生不死也。《抱朴子》

服楮实

楮木实之赤者，饵之一年，老者还少，令人彻视见鬼。昔道士梁须年七十乃服之，转更少，至年百四十岁，能夜昼行及奔马，后入青龙山去。《抱朴子》

楮实初夏生，如弹丸青绿色，至六七月渐深红色，乃成熟。八月九月采，水浸去皮、穰①，取甲子日，干。仙方草服其实，正赤时收取，甲子阴干，筛末，水服二钱匕，益久乃佳。《本草图经》

服槐实

槐子，以新瓦合泥封之二十余日，其表皮皆烂，乃洗之如大豆，日服之，此物主补脑，久服令人发不白而长生。《抱朴子》

槐子明目黑发。于牛胆中渍，阴干百日，食后吞一枚，七②日轻身，三七日白发黑，百日内通神。出《本草》

槐者，虚星之精。以十月上巳日采子，服之去百病，长生通神。《太清草木方》

服桑葚

桑葚利五脏关节，通血气，久服不饥。多收曝干，捣末，蜜和为丸，每日服六十丸，变白不老。取黑椹一升，和科斗子③一升瓶盛，封闭，悬屋东头一百日，尽化为黑泥，染白鬓如漆。又取二七枚，和胡桃脂，研如泥，拔去白发，点根④中

---

① 穰：原作"㯯"，诸本同，据《证类本草》卷十二改。
② 七：原字漫漶，据寿养本补。
③ 科斗子：即蝌蚪。
④ 根：原作"礼"，据寿养本改。

即生黑者。《本草拾遗》

服桃胶

桃胶以桑灰汁渍，服之百病愈。久久服之身轻有光明，在晦夜之地，如月出也。多服之则可断谷。《抱朴子》

服杏仁

杏仁五月采，破核，去双仁者，自朝蒸之，至午而止，便以慢火微蒸，烘至七日乃收，贮之。每旦腹空时，不约多少，任意唅之，积久不止，驻颜延年。云是夏姬法。然杏仁能使人血溢，少误之必出血不已，或至委顿，故近人少有服者。《本草图经》

杏仁酥主万病，除诸风、虚劳、冷。方取家杏仁，其味甜。杏，特忌用山杏仁，山杏仁慎勿用，大毒害人也。家杏仁一石，去尖、皮、两仁者，拣完全者，若微有缺坏，一颗不得用。微火炒，作细末，取白酒二石，研杏仁取汁一石五斗，上一味以蜜一斗，拌杏仁汁，煎，极令浓，与醴相似，内两石瓮中搅之，密封泥，勿令泄气，三十①日看之，酒上出酥也。接取酥，内瓷器中封之。取酥下酒，别封之，团其药如梨大，置空屋中，作阁安之，皆如饴脯状，甚美，服之令人断谷。《千金翼方》

服　椒

生椒择去不折者，除其黑子，用四十粒，以梨水浸，经一宿，尽令口合，空心新汲水下，去积年冷，暖脏腑。久服则能驻颜，黑发明目，令人思饮食。《斗门方》

---

① 三十：原作"三千"，据寿养本改。

服　漆

淳漆①不枯者服之，令人通神长生。饵之法，或以大蟹十枚投其中，或以云母水，或以玉水合服之，凡虫悉下，恶血从鼻出。一年六甲，行厨至也。《抱朴子》

---

①　淳漆：高淳产的漆。

附

养 生 月 览

序

予尝讲求养生之说，编次成集，谓之《月览》矣。惧其遐遗[①]，于是复为《杂类》，收罗前书未尽之意，非固[②]为谆复。盖欲览者之得其详也。昧者不审乎是。始见予之《月览》也，或患乎拘；嗣见予之《杂类》也，复虑乎杂。胡不思淘金于砂，然后丽水[③]之宝出焉，采玉于石，然后荆山[④]之璞见焉。弗始乎拘，乌乎达；弗由乎杂，乌乎一？予书之详也，盖指人以入道之序，若夫深造自得，左右逢原，则付诸悟理君子。夫何疑焉。

嘉定十五年岁次壬午迎富之日[⑤]

松庵周守忠书

---

① 遐遗：时间长久而有所遗漏。遐，久也。

② 固：特意。《经传释词》："固，或作故。"

③ 丽水：水名。今云南沙江或称。《旧唐书》卷一三八、《韩非子·内储·七术》皆有"金生丽水"之记。

④ 荆山：山名。今湖北省南漳县西。《襄宇记》："卞和得玉于楚荆山"，因生荆山有璞玉之传。

⑤ 迎富之日：古代秦俗以二月初二日，携鼓乐郊外，朝往暮回，谓之迎富日。

上

正　月

正月一日子丑时，烧粪扫①，令人仓库不虚。《月令图经》

元日子后丑前，吞赤小豆七粒，椒酒一合，吉。同上

正月旦鸡鸣时，把火遍照五果及桑树上下，则无虫。时年有桑果灾生虫者，元日照者，必免灾。《四时纂要》

元日寅时，饮屠苏酒，自幼及长。《杂五行书》

正月旦及正月半，以麻子、赤豆二七颗，置井中，辟瘟病甚效。同上

元日平旦，吞盐豉七粒，终岁不于食中误吃蝇子。《吕公岁时杂记》

正月一日，烧术②及饮术汤。同上

元日服桃汤。桃者，五行之精，厌伏形气，制百鬼。《荆楚岁时记》

元日缕悬苇炭③、桃棒门户上，却疠疫也。同上

元日，日未出时，朱书百病符，悬户上。《月令图经》

正月一日未明，小儿不长者，以手攀东墙，勿令人知。或云于狗窦④中使人牵拽。《琐碎录》

元日庭前爆竹，以辟山臊恶鬼也。山臊在西方深山中，长尺余，性不畏人。犯之令人寒热病。畏爆竹声。《太平御览》

---

① 粪扫：指垃圾。
② 术：即苍术。
③ 苇炭：《荆楚岁时记》作"苇索"。
④ 狗窦：即狗洞。

元日，造五辛盘①。正元日，五荤②炼形。注曰：五辛所以发五脏气。

正月一日，取五木煮汤以浴，令人至老须发黑。徐偐注云：道家谓青木香为五香，亦云五木。《杂修养书》

元日，进椒柏酒。椒是玉衡星精，服之令人身轻，能音耐老；柏是仙药。又云：进酒次第，当从小起，以年少者为先。《崔氏四民月令》

元日，造桃板③著户，谓之仙木。像郁垒④，山桃树，百鬼畏之。《玉烛宝典》

岁旦，服赤小豆二七粒，面东以齑⑤汁下，即一年不疾病。家人悉令服之。《四时纂要》

元日，取小便洗腋气，大效。

正月一日，取枸杞菜，煮作汤沐浴，令人光泽，不病不老。《云笈七签》

正月一日，取鹊巢，烧之，着于厕，能辟兵。《四时纂要》

岁旦日，埋败履于庭中，家出印绶。《墨子秘录》

正月朝早，将物去塚头，取古砖一口，将咒要断，一年无时疫，悬安大门也。《本草》

腊月，鼠向正旦朝所居处埋之，辟瘟疫。《梅师方》

昔有齐人欧明者，乘船过青草湖，忽遇风晦暝，而逢青草湖君，邀归止家堂宇。谓欧明曰："惟君所须富贵金玉等物，吾

---

① 五辛盘：盛五种辛物的盘。五辛指大蒜、小蒜、韭、芸薹、胡荽五种。

② 荤：原作"熏"，据《风土记》改。"五荤"是"五辛"或称。

③ 桃板：即桃符板。

④ 郁垒：即门神。

⑤ 齑（jī击）：腌菜。或云蒜腌菜。

当与卿。"明未知所答。旁有一人，私语明曰①："君但求如愿，并胜余物。"明依其人语。湖君嘿嘿然，须臾便许，及出乃呼如愿，即是一少婢也。湖君语明曰："君领取至家，如要物，但就如愿所须皆得。"明至家数年遂大富。后至岁旦，如愿起晏，明鞭之，愿以头钻粪帚中，渐没失所。后明家渐渐贫。今人岁旦粪帚不出户，恐如愿在其中。《搜神记》

正月一日，取鹊巢烧灰，撒门熏辟盗。《墨子秘录》

正月三日，买竹筒四枚，置家中四壁上，令田蚕万倍，钱财自来。《四时纂要》

正月四日，拔白，永不生。凌晨，拔②神仙拔白日，他月仿此，拔白髭发也。同上

正月五日，取商陆根细切，以玄水渍之三日，阴干，可治为末，服三寸匕，玄水服下，日三服。百日，伏尸尽下，出如人状，醮埋之，祝曰："伏尸当属地，我当属天，无复相召。"即去，随故道无还顾。常先服之，禁一切血肉辛菜物。《云笈七签》

正月七日上仓日，可斋戒。《四时纂要》

正月七日，男吞赤豆七颗，女吞二七颗，竟年不病。《杂五行书》

人日③夜，多鬼鸟过，人家捶床打户，捩④狗耳，灭灯以禳之。《荆楚岁时记》

正月八日沐浴，去灾祸。神仙沐浴日。《四时纂要》

---

① 曰：原作"白"，据文义改。

② 拔：疑衍。

③ 人日：即正月初七。见董勋《答问礼俗》。

④ 捩：原作"拔"，据《荆楚岁时记》改。"捩"有扭转、拧之意，当从。

正月十日，人定时沐浴，令人齿坚。凡斋戒沐浴，皆当盥沐五香汤。其五香汤法：用兰香一斤，荆花一斤，零陵香一斤，青木香一斤，白檀一斤，凡五物，切之，以水二斛五斗，煮取一斛二斗，以自洗浴也。此汤辟恶，除不祥气，降神灵，用之以沐，并治头风。《云笈七签》

厕前草，月初上寅日，烧中庭，令人一家不着天行。《四时纂要》

正月上寅日，捣①女青末，三角绛囊盛，系前帐中，大吉，能辟瘟病。女青，草也。《用后方》

正月十五日，残糕糜熬令焦，和谷种之，能辟虫也。《四时纂要》

正月十五日，作膏粥，以祠门户。《玉烛宝典》

正月十五日，作豆糜，如油膋②其上，以祠门户。《荆楚岁时记》

正月十五日，盗③灯盏，令人有子。夫妇共于富家局会所盗之，勿令人知，安卧床下，当月有娠。《本草》

正月望日，以柳枝插户上，随柳枝所指处祭之，致酒脯祭之。《斋谐记》云：吴县张成，夜于宅东，见一妇人，曰："我是地神，明日月半，宜以糕糜、白粥祭我，令君家蚕桑万倍。"后果④如言。今人谓之粘钱财。《岁时记》

上元日，可斋戒，诵《黄庭度人经》，令人资福寿。《纂要》

立春日，食生菜不可过多，取迎新之意，及进浆粥，以导

---

① 捣：原作"祷"，据《卫生易简方》卷六改。
② 膋（liáo 疗）：脂肪。
③ 盗：原字无，据《四时纂要》补。
④ 果：原作"用"，据《四时纂要》改。

和气。《千金月令》

上学之士，当以立春之日，清朝煮白芷、桃皮、青木香三种，东向沐浴。《云笈七签》

立春日，鞭土牛。庶民争之，得牛肉者，其家宜蚕，亦云治病。《吕公岁时杂记》

后生于立春并社日食藘者，至纳妇拜门日，腰间有声如嚼藘然。皆以为戒。同上

打春时，春牛泥撒在檐下，蚰蜒不上。《琐碎录》

立春后有庚子日，温芜菁汁，合家大小并服，不限多少，可理时疫。《伤寒类要》

入春，宜晚脱绵衣，令人伤寒霍乱。《云笈七签》

正月之节，宜加绵袜以暖足。《千金月令》

正月宜进桑枝汤，及造煎以备用。其桑枝汤方：取桑枝如箭竿大者，细剉，以酥熬作汤。又桑枝煎方：取桑枝大如箭竿者（细剉）三升，熬令微黄，以水六升煎三升，去滓，以重汤煎取二升，下白蜜三合、黄明胶一两（炙），作末，煎成，以不津器封贮之。同上

正月，韭始青，可以食。凡韭，不可以作羹食，损人。作藘，佳。凡作藘，必先削一所地，去上一寸土，取韭不洗便投沸汤中，漉出，铺所削新土上良久，然后入水淘择。同上

正月不可释绵褥，宜食粥。凡粥有三等。一曰地黄以补虚。取地黄四两，捣取汁，候粥半熟即下之。以绵裹椒一百粒，生姜一片，投粥中，候熟出之。下羊肾一具（去脂膜），细切如韭叶大，加少盐，食。二曰防风以去四肢风。取防风二大分，煮取汁作粥。三曰紫苏以去拥气。取紫苏子熬，令黄香，以水研，滤取汁，作粥。同上

正月勿食虎、豹、狸肉，令人伤神损气。《千金方》

正月不得食生葱，令人面上起游风。同上

正月勿食梨。《梅师方》

正月食鼠残，多为鼠瘘。小孔下血者是此病。《本草》

正月之节，食五辛以辟疠气，蒜、葱、韭、薤、姜也。《食医心境》

正月雨水，夫妻各饮一杯还房，获当时有子，神效也。《本草》

正月初婚忌空房，多招不祥，不可不谨。不得已，当以熏笼置床上，禳之。《琐碎录》

正月甲子拔白，晦日，汲井花水服，令髭发不白。《四时纂要》

正月未日夜，芦苣火照井，厕中百鬼走。《荆楚岁时记》

正月寅日，烧白发，吉。《千金方》

正月二月，取章陆根①三十斤，净洗，粗切长二寸许，勿令中风也。绢囊尽盛，悬屋北六十日，阴燥为末，以方寸匕水服。旦先食服，十日见鬼，六十日使鬼取金银宝物、作屋舍，随意所欲，八十日见千里，百日登风履云，久服成仙。《云笈七签》

春不可食肝，为肝王②时，以死气入肝，伤魂也。《金匮要略方》

春服小续命汤五剂，诸补散各一剂，百病不生。《千金方》

春月饮酒茹葱，以通五脏。《庄子》

春三月，每朝梳头三百下，至夜欲卧，须汤（去声）热盐

---

① 章陆根：即商陆根。
② 王：同"旺"，旺盛。下同。

汤一盆，从膝下洗至足，方卧，以通泄风毒脚气，勿令壅滞。
《四时养生论》

春七十二日，省酸增甘，以养脾气。《千金方》

春间不可食鲫鱼头，其中有虫也。《琐碎录》

春三月，夜卧早起。此出《黄帝素问》。又按《云笈七签》曰：季春月，宜卧起俱早。

赵先生曰："欲除尸虫之法，春月择甲乙夜，视岁星所在，朝之再拜，正心穷祝曰：愿东方明星君，扶我魂，接我魄，使我寿如松柏，生年万岁，生不落，愿为甲，除身中三尸九虫，尽走消灭，常择洁净，频行之为善。"此仁德乐生君木也，木克土，所以土尸去，妙诀秘之。《云笈七签》

太虚真人曰："常以春甲寅日、夏丙午日、秋庚申日、冬壬子日暝卧时，先捣朱砂、雄黄、雌黄三物，等分细捣，以绵裹之，使如枣大，临卧时塞两耳中，此消三尸、炼七魄之道也。明日日中时，以东流水沐浴毕，更整饰床席，易着衣物，浣故者，更履屐，先除澡之都毕，又扫洒于寝床下，通令所住一室净洁。平安枕卧向上，闭气握固良久，微咒曰：天道有常，改易故新。上帝吉日，沐浴为真。三气消尸，朱黄安魂，宝炼七魄，与我相亲。"此道是消炼尸秽之上法，改易真形之要诀也。四时各取一日为之。同上

春日宜脑足俱冻。同上。又按《千金月令》曰：正月之节，宜加绵袜暖足。

凡卧，春欲得头向东，有所利益。同上

二　月

二月二日，取枸杞菜，煮作汤沐浴，令人光泽，不病不老。《云笈七签》

二月二日不欲眠。《千金月令》

昔巢氏，时二月二，乞得人子归养之，家便大富。后以此日出野田中采蓬茨，向门前以祭之，云迎富。《岁华纪丽》

二月六日、八日宜沐浴、斋戒，天祐其福。《云笈七签》

二月八日拔白，神仙良日。《四时纂要》

二月八日，黄昏时沐浴，令人轻健。《云笈七签》

二月九日，忌食一切鱼鳖。同上

二月九日，勿食鱼。仙家大忌。《白云先生杂忌》

二月十四日，忌远行，水陆并不可往。《云笈七签》

二月勿食黄花菜及陈葅，发痼痰，动痼气；勿食大蒜，令人气壅，关膈不通；勿食蓼子及鸡子，滞人气；勿食小蒜，伤人志性；勿食兔肉，令人神魂不安；勿食狐貉肉，伤人神。同上

二月肾脏气微，肝脏正王，宜净膈去痰，宜泄皮肤，令得微汗，以散去冬温伏之气。同上

二月勿食梨。《梅师方》

二月勿食蓼，伤肾。《白云先生杂忌》

二月勿食鸡子，令人常恶心。《千金方》

二月宜食韭，大益人心。同上

二月行途之间，勿饮阴地流泉，令人发虐瘴，又损脚令软。《本草》

二月初，便须灸两脚三里、绝骨对穴各七壮，以泻毒气，至夏即无脚气冲心之疾。《四时养生论》

二月之节，不可食生冷。《千金月令》

二月中不可吊丧问疾。可衣夹衣。同上

每至二月吐痰，缘中年向后，泻多困惫，至于风劳气冷，多起自痰涎。可取牛蒡子一合以上，羌活一两同牛蒡子捣为末，入五更初，投新汲水一碗，打令匀，略起，东向服之，便卧良久，以撩胸膈当吐，以盆盛之，勿令起坐。凡是壅滞痰涎，出尽至黄胆水最妙。盥漱讫，取蒸饼切，火上炙令黄便吃之。仍煎姜蜜汤下，至老不染瘴疠。纵病亦不能害人。《愿生论》

二三月内天晴日，取薯蓣洗去土，小刀子刮去黑皮，后又削去第二重白皮，约厚一分已来，于净纸上，着筛中晒至夜，收于纸笼内，着微火养之。至来日晒，以干为度，如未干，天色阴，即火焙，便为干薯药，入丸散用。其第二重白皮，依前别晒，焙取为面，绝补益。《四时纂要》

二月取百合根曝干，捣作面，细筛，绝益人。同上

二月上壬日，取土，泥蚕屋，宜蚕。同上

二月上丙日，沐发愈疾。南阳太守目盲，太原王景有沉疴，用之皆愈。同上

二月上辰日，取道中土，泥门户，辟官事。同上

二月上壬日取土，泥屋四角，大宜蚕也。同上

二月乙酉日日中，北首卧，合阴阳，有子即贵也。《四时纂要》

桃杏花，二月丁亥日收，阴干为末。戊子日，和井花水，服方寸匕，日三服，疗妇人无子，大验。同上

二月庚寅日，勿食鱼，大恶。《千金方》

惊蛰日，以石灰糁①门限外，免虫蚁出。《琐碎录》

春分后，宜服神明散，其方用：苍术、桔梗各二两，附子一两，炮乌头四两，炮细辛一两，上捣筛为散，绛囊盛带之方寸匕，一人带一家无病。有染时气者，新汲水调方寸匕服之，取汗便差。《千金月令》

春秋二社，是日人家皆戒儿女夙兴，以旧俗相传，苟为晏起，则社翁社婆遗屎其面上，其后面黄者，是其验也。《吕公岁时杂记》

社日，小学生以葱系竹竿上，于窗中托之，谓之开聪明。或加之以蒜，欲求能计算也。同上

社日，学生皆给假，幼女辍女工，云是日不废业，令人懵。同上

社日饮酒治聋。同上

三　月

三月一日，不得与女人同处，大忌之。《云笈七签》

三月三日，勿食百草。《外台秘要方》

三月三日，采艾为人以挂户，以备一岁之灸用。凡灸，避人神之所在。《千金月令》

三月三日，取桃花米收之，至七月七日取乌鸡血，和涂面及身，三二日后，光白如素。太平公主秘法。《四时纂要》

三月三日，收桃叶，晒干，捣筛，井花水服一钱，治心痛。同上

三月三日是神日，勿食诸鳞物。《百一歌》

---

① 糁（sǎn 伞）：涂抹；粘。

三月三日乃上巳日，可以采艾及蔓菁花，疗黄病。《月令》

上巳日，取黍麹和菜作羹，以压时气。《荆楚岁时记》

三月三日，取荠菜花，铺灶上及床席下，可辟虫蚁，极验。《琐碎录》

三月三日，收苦练花或叶于席荐下，可辟虱蚤。同上

三月三日，勿食鸟兽五脏及一切果菜、五辛等物，大吉。《千金方》

三月三日，取桃叶，一云桃根，捣取汁七升，以大醋一升同煎，令得五六分，先食，顿服之。隔宿无食，即尸虫俱下。《本草》

三月三日，勿食五脏肉、百草心。《云笈七签》《金书仙志戒①》

三月三日，取枸杞菜，煮作汤沐浴，令人光泽，不病不老。《云笈七签》

三月六日，申时洗头，令人利官，七日平旦及②日入时浴，并招财。《四时纂要》

三月六日，日入时沐浴，令人无厄。《云笈七签》

三月十一日，老子拔白日。《真诰》

三月十三日拔白，永不生。《四时纂要》

汉末有郭虞者，有三女。一女以三月上辰，一以上巳二日回，三女产乳并亡。迄今时俗以为大忌。故于是月是日，妇女忌讳，不复止家，皆适东流水上，就适远地祈祓③自洁濯也。《风土记》

三月十六日，忌远行，水陆俱不可往。《云笈七签》

---

① 金书仙志戒：原作"金书仙诰戒"，据史实改。下同。
② 及：原作"浴"，据《四时纂要》改。
③ 祓（fú 福）：古代用斋戒、沐浴等方法除灾求福，亦泛指扫除。

三月二十七日，宜沐浴。同上

三月宜食韭，大益人心。此出《千金方》。又按《云笈七签》曰：季春食韭，发。

三月勿食生葄。《本草》

三月勿食小蒜，伤人志性。《千金方》

三月中可服单衣。《千金月令》

三月，采桃花未开者，阴干百日，与赤楂等分，捣和腊月猪脂，涂秃疮，神效。《四时纂要》

三月食鸡子，终身昏乱。《白云先生杂忌》

三月之节，宜饮松花酒。其法：取糯米淘百遍，以神麴和。凡米一斗，用神麴五两。春月取松花精，长五六寸者，至一尺余鼠尾者，各三两枚，细剉一升，蒸之。绢袋盛之，酒一升浸取，五日堪服。一服三合，日三服，久服神仙。《千金月令》

三月勿食脾，乃是季月，土旺在脾故也。《千金方》

三月，羊粪晒干，烧灰存性，和轻粉、麻油，可傅恶疮。一名百草霜。《琐碎录》

三月勿食蛟龙肉及一切鱼肉，令人饮食不化，发宿病，伤人神，气恍惚。此出《千金方》。又按《纂要》曰：三月庚寅日食鱼，凶。

三月，入衡山之阴，取不见日月松脂，炼而饵之，即不召而自来，服之百日耐寒暑，二百日五脏补益，服之五年即见西王母。同上

三月不得食陈菹，夏热病，发恶疮。《本草》

三月采章陆，一名商陆，一名当陆，如人形者神，逐阴之

精，此神草也。杀伏尸①，去面黚，益智不忘。男女五劳七伤，妇人乳产余病，带下结赤白皆愈。上用麹十斤，米三斗，加天门冬，成末一斗酿酒，渍章陆六日，便斋服，五日食减，二十日绝②谷肠肥，容气充茂，诸虫皆去，耳目聪明，瘢痕③皆灭。以月宿与鬼日加丁时，取商陆服如枣，日三。道士常种此药草于静室之园，使人通神，令人不老长生，去三虫，治百病，毒不能伤矣。《云笈七签》

春季月食生葵，令饮食不消化，发宿疾。《食疗本草》

春季月末一十八日，省甘增咸，以养肾气。《千金方》

季春月阳炽阴伏，勿发泄大汗，以养脏气；勿食马肉，令人神魂不安；勿食獐鹿肉等，损气损志。《云笈七签》

季春月，肝脏气伏，心当向王，宜益肝补肾。是月火相水死，勿犯西北风，勿久处湿地，必招邪毒；勿大汗当风，勿露体星宿下，以招不祥之事。同上

世传妇人死于产褥者，其鬼唯于一百五日得自湔濯，故人家于寒食④前一日，皆畜水，是日不上井以避之。《吕公岁时杂记》

寒食日，取黍穰，于月德上取土，脱击一百二十口，安宅福德上，令人致富。《四时纂要》

寒食日，以细袋盛面，挂当风处，中暑调水服。《琐碎录》

寒食日，水浸糯米，逐日换水，至小满漉出，晒干、炒黄、碾末、水调，疗打扑伤损及诸疮肿。同上

寒食一百五日，预采大蓼曝干，能治气痢。用时捣罗为末，

---

① 杀伏尸：《云笈七签》作"去三虫，杀伏尸"。
② 绝：原字无，据《云笈七签》补。
③ 瘢痕：原字无，据《云笈七签》补。
④ 寒食：即寒食节。农历清明前一日或二日。

食前粥米饮调下，一钱最效。同上

清明前二日夜鸡鸣时，炊黍米熟，取釜汤，遍洒井口瓮边地，则无马蚿①，百虫不近井瓮，甚神验。《齐民要术》

清明日日未出时，采荠菜花枝，候干，夏日做挑灯杖，能祛蚊。荠菜亦名护生草，于清明日取花阴干，暑月置近灯烛，则能令蚊蛾不侵。《琐碎录》

清明日，熨斗内着火，炒枣子于卧帐内上下，令烟气出。令一人问："炒甚底？"答曰："炒狗蚤。"凡七问七答，狗蚤不生矣。同上

四 月

四月四日，日昳②时沐浴，令人无讼。《云笈七签》

四月七日沐，令人大富。《四时纂要》

四月八日，不宜远行，宜安心静念，沐浴斋戒，必得福庆。《摄生月令》

四月八日，勿食百草。《外台秘要方》

四月八日，勿杀草伐树。《金书仙志戒》

四月八日，取枸杞菜，煮作汤沐浴，令人光泽，不病不老。《云笈七签》

四月九日，日没时浴，令人长命。《四时纂要》

四月十六日拔白，则③黑发。同上

四月食雉，令人气逆。食鳝鱼，害人。《白云先生杂忌》

四月之节，宜服新衣，宜进温食，宜服暖药，宜食羊肾臛。

① 马蚿（xián 闲）：即马陆。

② 昳（dié 碟）：（太阳）偏西。

③ 则：《四时纂要》作"生"。

造羊肾臛法：上以菟丝子一两研煮，取汁滤之，溲面切，煮服。以羊肾一具，切，炊作臛服之，尤疗眼暗及赤痛。《千金月令》

四月之节，宜服附子汤，其方用：附子一枚（炮，勿令焦），为末分作三服，以生姜一片，用水一升，煎取五合，明早空腹服。同上

四月之节，宜食笋，以宽汤涌满，先旋汤转，然后投笋于中，令其自转不得搅，搅即破，候熟出之，如此则色青而软，软而不烂，可以食，和皮擘开，内粳米饭，细切羊肉，并土苏椒、咸豉汁、盐花等，却以面封之，文火烧，闻香即熟，去皮厚一寸截之，以进笋味，此最佳。同上

四月之节，可以饮椹酒，尤治风热之疾，可以造椹煎。其造椹煎法：用椹汁三斗，白蜜两合，酥一两，生姜汁一合，以重汤煮椹汁，取三升入盐酥等，煮，令得所于不津器中贮之，每服一合，和酒调服，理百种风疾。同上

四月为乾（生气卯，死气酉），是月也。万物以成，天地化生，勿冒极热，勿大汗后当风，勿暴露星宿，皆成恶疾。《摄生月令》

四月勿食鸡肉，勿食生薤。同上

四月宜补肾助肺，调和胃气，无失其时。同上

四月勿食葫，伤人神，损胆气，令人喘悸，胁肋气急。《千金方》

四月勿食暴鸡肉，作内疽，在凶腋下出漏孔。丈夫①少阳，妇人绝孕，虚劳之气。同上

---

① 丈夫：原作"文夫"，形近之误，据文意改。

四月勿食蛇肉、鳝①肉，损神害气。同上

四月不得入房。避阴阳纯用事之月也。同上

四月勿食生蒜，伤人神，损胆气。《食医心境》

孟夏，夜卧早起，思无怒，勿泄大汗。《云笈七签》

凡卧，夏欲得头向东，有所利益。同上

夏不用枕冷物、铁石等，令人眼暗。同上

夏月不得大醉。《四时养生论》

夏三月，每朝空心吃少葱头酒，令血气通畅。同上

风毒脚气，因肾虚而得。人生命门属在于肾。夏月肾气衰绝，若房色过度，即伤元气而损寿。亦不宜多服疏药。同上

夏三月宜用五枝汤澡浴，浴讫，以香粉傅身，能祛瘴毒，疏风气，滋血脉。其五枝汤方：用桑枝、槐枝、楮枝、柳枝、桃枝各一握，麻叶二斤，上前六味，以水一石煎至八斗许，去滓，温浴，一日一次。其傅身香粉方：粟米一斤作粉，如无粟米粉，以葛粉代之得。青木香、麻黄根、附子（炮裂）、甘松、藿香、零陵香、牡蛎，以上各二两，六件八味，杵罗为末，以生绢作袋盛之，浴毕傅身。同上

夏七十二日，省苦增辛，以养肺气。《千金方》

夏月宜食苦荬，以益心。《琐碎录》

夏三月夜卧早起，无压于日，使志无怒。

夏不可食诸心。《金匮要略方》

五 月

五月一日，日中时沐浴，令人身光。此出《云笈七签》。又按

---

① 鳝：通"鳝"，黄鳝。《淮南子·说林》："今鳝之与蛇，蚕之与蠋，状相类而爱憎异。"

《荆楚岁时记》曰五月一日沐浴，令人吉利。

五月一日，取枸杞菜，煮作汤沐浴，令人光泽，不病不老。《云笈七签》

冢上去及砖石主温疫，五月一日取之瓦器中盛，埋之着门外阶下，合家不患时气。《本草》

五月五日采索五色桃印①为门户饰，以止恶气。《续汉言礼仪志》

五月五日取蟾蜍，可合恶疽疮。取东行蝼蛄，治妇难产。《崔寔四民月令》

五月五日蓄采众药，以蠲除毒气。《太平御览》

五月五日，荆楚人将艾以为人，悬门户上，以禳毒气。《荆楚岁时记》

五月五日，以五彩丝系臂者，辟兵及鬼，令人不病温。《风俗通》

五月五日未明②时，采艾见似人处，揽而收之，用灸有验。《荆楚岁时记》

五月五日午时采艾收之③，治百病。《四时纂要》

五月五日取浮萍，阴干烧烟，去蚊子。《千金月令》

五月五日午时，采百药心相和，捣桑叶树心作孔，内药于其中，以泥封之，满百日开，取曝干，捣作末，以傅金疮。同上

五月五日，粽子等勿多食，食讫以菖蒲酒投之。取菖蒲根节促者七茎，各长一寸，渍酒中服之，治伤损。同上

五月五日午时，聚先所畜时药烧之，辟疫气，或止烧术。

---

① 桃印：汉时以桃木为印，挂在门户上，称为"桃印"，以为可避邪疫。

② 未明：《荆楚岁时记》作"鸡未鸣"。

③ 收之：原字无，据《四时纂要》补。

《岁时杂记》

五月五日正午时，于韭畦面东不语，取蚯蚓粪，干而收之，或为鱼刺鲠，以少许擦咽外，刺即消，谓之六一泥。同上

五月五日，眚①者以红绢或开花凡红赤之物以拭目而弃之，云得之者代受其病。同上

五月五日，取青蒿，捣石灰至午时，丸作饼子，收蓄，凡金刃所伤者，错末傅之。同上

五月五日午时，宜合疟疾鬼哭丹。先以好砒半两（细碎），安放铁铫内，以寒水石一两为末，围定，然后以瓷碗盖却，湿纸封碗缝，炭火熬烟出，熏纸黄色即止。取出，以纸衬放地上，出火气毒，良久，细研为末，入龙脑、麝香各少许，研匀后，以蒸饼水泡为丸，如梧桐子大，朱砂为衣，每服一丸。发日早晨，于功德堂香烟上度过，面北方，井花水吞下，忌热食、鱼面、生果十数日，永瘥。此药合时，忌妇人、僧尼、鸡犬及孝服人见。如女人有疾，可令男子拈入口内服之，立效。药不吐泻。《四时养生论》

五月五日，用熨斗烧一枣置床下，辟狗蚤。《琐碎录》

五月五日，作赤灵符着心前，禁辟五兵。《抱朴子》

五月五日午时，以朱砂写"茶"字倒贴之，蛇蝎不敢近。《琐碎录》

五月五日五更，使一人堂中向空扇，一人问云："扇甚底？"答曰："扇蚊子。"凡七问乃已，则无蚊虫。同上

五月五日午时，写"白"字倒贴于柱上四处，则无蝇子。同上

---

① 眚（shěng 省）：眼睛生翳。《说文解字》："眚，目病生翳也。"

五月五日午时，望太阳将水咒曰："天上金鸡吃蚊子脑髓，灯心上吸太阳气。"念咒七次，过夜，将灯心点照，辟去蚊子。同上

五月五日取鳖爪，着衣领中，令人不忘。同上

五月五日，莴苣成片放厨柜内，辟虫蛀衣帛等物。收莴苣叶亦得。同上

五月五日，取腊水洒屋下，辟蚊蝇。同上

五月五日，以葵子微炒，捣罗为末，患淋疾者每食前以温酒调下一钱，最验。同上

五月五日，取鲤鱼枕骨烧服，止久痢。《千金方》

五月五日，勿以鲤鱼子共猪肝食，必不消化成恶疾。同上

五月五日，鳖子共鲍鱼子食之，作疸黄。同上

五月五日，取露草一百种，阴干烧为灰，和井花水重炼，令酽醋为饼，腋下挟之，干即易，主腋气臭，当抽一身间疮出，即以小便洗之。《本草》

五月五日日中时，取葛根为屑，疗金疮断血，亦疗疟。同上

五月五日取猪脑，治小儿惊痫，烧灰服。并治蛇咬。同上

五月五日，取蝙蝠倒悬者，晒干，和桂、薰陆香为末烧之，蚊子去。同上

五月五日取东向桃枝，日未出时作三寸木人，着衣带中，令人不忘。《千金翼方》

五月五日，采苋菜和马齿苋为末，等分，调与妊娠，服之易产。《食疗本草》

五月五日，勿见血物。《云笈七签》

五月五日午时，桃仁一百个（去皮尖），于乳钵中细研成膏，不得犯生水，候成膏，入黄丹三钱，丸如梧桐子大，每服

三丸。当疟发日，面北用温酒吞下，如不饮酒，井花水亦得。合时忌鸡犬、妇人见。《本草》

端午日午时或岁除夜，收猪心血同黄丹、乳香相和，研为丸如鸡头大，以红绢装盛，挂于门上。如有子死腹中者，冷酒磨下一丸。《博济方》

端午日取白矾一块，自早日晒，至晚收之，凡百虫所噬，以此末傅之。《琐碎录》

五月五日，以兰汤沐浴。《大戴礼》

五月五日，取蚕蛾为末，津调涂刺头上，刺良久即出。本法用晚蚕蛾，盖将臀倒点湿茧子头出者，生收用竹筒两头有节者，于一头锥穿，放入蛾塞之，令自在干死。遇有竹木等刺肉内不能出者，取少许为末，点刺上即出。《广惠方》

五月五日，取百草头细剉晒干，用纸裹收之，要用取一撮，以白纸封角，勿令病人问。以绛帛系药，先以眼案臂，面北系裹肿，药下以当三钱共系之。男左臂，女右臂，治一切疟疾极有验。《千金方》

五月五日，取蒜一片，去皮，中破之，刀割令容巴豆一枚（去心皮），内蒜中，令合以竹挟，以火炙之，取可热，捣为三丸。遇患疟者，未发前服一丸，不止复与一丸。《肘后方》

五月五日及夏至日，取日未出时，面东汲井花水一盏，作三漱门间中。如此四十日，即口臭永除矣。《墨子秘录》

五月五日，取萤虫，研汁虹，捻发，白即黑矣。同上

五月五日，勿食一切菜，发百病。《琐碎录》。又出《千金方》。

端午日午时，书"仪方"二字倒贴于柱脚上，能辟蚊虫。《琐碎录》

端午收蜀葵赤白者，各^①挂阴干，治妇人赤白带下。赤者治赤，白者治白，为末，酒服之。《四时纂要》

端午日，采桑上木耳白如鱼鳞者，患喉闭者，捣碎，绵裹如弹丸，密浸，含之便差。同上

端午日日未出时，采百草头，唯药苗多即尤佳，不限多少，捣取浓汁，又取石灰三五斤，取草汁相和，捣脱作饼子，曝干。治一切金疮，血立止，兼治小儿恶疮。同上

端午日，取葵子烧作灰，收之。有患石淋者，水调方寸，服之立愈。同上

独头蒜五颗，黄丹一两，午月午日午时中捣蒜如泥，调黄丹为丸，丸如鸡头子大，晒干。患心痛，醋磨一丸服之。同上

端午日午时，不可取井花水沐浴，一年疫气不去。《琐碎录》

端午日午时有雨，将天雨水研朱砂于好纸上，书"龙"字如小钱大。次年端午日午时有雨，用黑笔亦书"龙"字如前字大，二字合之，搓成小丸。临产用乳香煎汤吞下，男左女右，握手。本日午时无雨，则前字不可用矣。同上

蘩蒌，一名鸡肠草，主积聚疮痔。不愈者，五月五日日中采之，干烧作焦灰。

小蒜，五月五日采，曝干。叶^②主心烦闷，解诸毒小儿丹疹。同上

五月二十日宜拔白。

五月君子斋戒，节嗜欲，适寒温。五月五日，六月十六日别寝，犯之三年致大病。

---

① 各：原字漫漶，据《四时纂要》补。
② 叶：原作"疹"，据《琐碎录》改。

五月五日、六日、七日、十五日、十六日、十七日、二十五日、二十六日、二十七日九毒日，忌房事，犯之不过三年。《琐碎录》

五月俗称恶月，俗多六斋放生。按月令，仲夏阴阳交，死生分，君子斋戒止声色，节嗜欲也。《董勋问礼俗》

五月勿食韭，令人乏气力。此出《金匮要略方》。又《白云先生杂忌》云。

俗忌五月上屋，害人。五月脱精神，如上屋即自见其形，魂魄则不安矣。《酉阳杂俎》

俗忌五月曝床荐席，按说苑云："新野庚实，当以五月曝席，忽见一小儿死在席上，俄而①失之，其后实子遂亡。"《太平御览》

五月宜服五味子汤，其方取五味子一大合，以木杵臼捣之，置小瓷瓶中，以百沸汤点入少蜜，即蜜②封头，置火边良久乃堪服。《千金月令》

五月勿食肥浓，勿食煮饼，伏阴在内，可食温暖之味。《月令图经》

五月勿食獐肉，伤人神气。《千金方》

十月勿食马肉，伤人神气。同上

五月勿食泽中停水，令人患鳖瘕病也。《本草》

五月戊辰日，用猪头祭灶，令人百事通泰。《墨子秘录》

五月勿食鹿，伤神。《本草》

五月食未成核果，令人发痈节及寒热。同上

仲夏勿大汗当风，勿暴露星宿，皆成恶疾。勿食鸡肉，生

---

① 俄而：原作"俄"，据《荆楚岁时记》补。
② 蜜：同"密"。

痈疽漏疮。勿食蛇鳝等肉食，则令人折算寿，神气不安。《云笈七签》

夏至浚井改水，可去温病。《续汉书礼仪志》

夏至着五彩辟兵，题曰"游光厉鬼"，知其名者，无温疾。《风俗通》

京辅旧俗，皆谓夏至日食百家饭则耐夏。然百家饭难集，相会于姓柏人家，求饭以当之。《吕公岁时杂记》

夏至一阴生，皆服饵硫黄，以析阴气。同上。今服金液丹也。

夏至日采映日果，即无花果也，治咽喉。同上

夏至后迄秋分，勿食肥腻饼臛之属，此与酒浆果瓜相妨，入秋节变生多诸暴。《云笈七签》

六　月

六月一日沐，令人去疾攘灾。《四时纂要》

六月六日沐浴斋戒，绝其营俗。此出《云笈七签》。又按《琐碎录》云：六月六日忌沐浴，俗云令人狐臭。

六月六日勿起土。《金书仙志戒》

六月七日、八日、二十一日浴，令人去疾禳灾。《四时纂要》

六月十九日拔白，永不生。同上

六月二十四日，老子拔白日。《真诰》

六月二十四日忌远行，水陆俱不可往。《云笈七签》

六月二十七日，食时沐浴，令人轻健。同上

六月二十七日，取枸杞菜，煮作汤沐浴，令人光泽，不病不老。同上

六月可以饮乌梅浆止渴。其造梅浆法：用破乌梅并取核中仁，碎之，以少蜜内熟汤调之。《千金月令》

六月可以饮木瓜浆。其造木瓜浆法：用木瓜削去皮，细切，以汤淋之，加少姜汁，沉之井中，冷以进之。同上

六月勿食泽水，令人病鳖瘕。《四时纂要》

六月食韭目昏。《千金方》

六月勿食脾，乃是季月土旺在脾故也。同上

六月勿食茱萸，伤神气。同上

六月勿食羊肉，伤人神气。同上

六月勿食鹜肉，伤人神气。同上

六月勿食雁肉，伤人神气。同上

季夏，增咸减甘，以资肾脏。是月肾脏气微，脾脏绝王，宜减肥浓之物，宜助肾气，益固筋骨。切慎贼形之气。勿沐浴后当风，勿专用冷水浸手足。慎东来邪气，犯之令人手瘫缓，体重气短，四肢无力。《云笈七签》

季夏勿食羊血，损人神魂，少志健忘；勿食生葵，必成水癖。同上

夏季月末一十八日，省甘增咸，以养肾气。《千金方》

夏季月食露葵者，犬噬终身不瘥。《四时纂要》

夏季之月土王时，勿食生葵菜，令人饮食不消化，发宿病。《千金方》

暑月不可露卧。《琐碎录》

暑月极热扇手心，则五体俱凉。同上

造酱于三伏内，黄道日浸豆，黄道日蒸拌。忌妇人见，即无蜗虫。同上

六月伏日并作汤饼，名为辟恶饼①。《荆②楚岁时记》

---

① 饼：原字无，据《荆楚岁时记》补。
② 荆：原字无，据前文补。

伏日切不可迎妇，妇死已不还家。《四时纂要》

三伏日宜服肾沥汤，治丈夫虚羸、五劳七伤、风温、肾脏虚竭、耳聋目暗。其方用干地黄六分，黄芪六分，白茯苓六分，五味子四两，羚羊角屑四两，桑螵蛸四两，破炙地骨皮四两，桂心四两，麦门冬（去心）五分，防风五分，磁石十二分①，碎如棋子，洗至十数遍，令黑汁尽白。羊肾一具，亦猪②得去脂膜，如柳叶切，上以水四大升，先煮肾，耗水升半许，即去水上肥沫等。去肾滓，取肾汁煎诸药，取火大合，绞去滓澄清，分为三服，三伏日各服一剂，极补虚，复治丈夫百病。药亦可以随人加减，忌大蒜、生葱、冷陈滑物，平旦空心服之。此出《四时纂要》。又按《千金方》云：夏大热则服肾沥汤，三剂百病不生。

---

① 十二分：《四时纂要》作"三两"。
② 猪：疑衍。

七　月

七月七日勿念恶事，仙家大忌。《白云先生杂忌》

七月七日取麻勃①一升，人参半升，合蒸，气尽令遍服一刀圭，令人知未然之事。《四时纂要》

七月七日取商陆根，细切，以玄水渍之三日，阴干可治为末，服方寸匕，以水服下，日三服。百日伏尸尽下，出如人状，醮埋之，祝曰："伏尸当属地，我当属天，无复相召。"即去，随故道无还，顾常先服之，禁一切血肉辛菜物。《云笈七签》

七月七日取菖蒲酒，服三方寸匕，饮酒不醉好事者服之获验，不可犯铁，若犯之令人吐逆。《千金方》

七月七日采松子，过时即落，不可得治，服方寸匕，日三四。一云一服三合，百日身轻，二百日行五百里，绝谷服升仙。得饮水，亦可和脂服之，丸如梧桐子大，服十丸。同上

七月七日午时，取生瓜叶七枚，直入北堂，面向南立以拭面，魇即当灭矣。《淮南子》

七月七日，取乌鸡血和三月三日桃花末，涂面及遍身，二三日肌白如玉。《太平御览》

七月七日采守宫阴干，合以井花水，和涂女身，有文章②。如以丹涂之，涂不去者不淫，去者有奸。此出《淮南万毕术》。又按《博物志》曰：蝘蜓以器养之，食以朱砂，体尽赤，所食满七斤，捣万杵，以点女人支体，终身不灭，故号曰守宫。又按《万毕术》曰：守宫饰女臂有

---

① 麻勃：即麻花。桑科植物大麻的雄花。

② 文章：花纹。文，同"纹"。

文章，取守宫新合阴阳已牝牡各一，藏之瓮中，阴百日，以饰女臂，则生文章。与男子合阴阳辄灭去。

七月七日，其夜洒扫于庭，露施几①筵，设酒脯时果，散香粉于筵上，以祈牵牛织女，见天汉②中，有奕奕白气，有光耀五色，以此为征应，见者便拜，而愿乞富乞寿，无子乞子，唯得乞一，不得兼求，二年乃得。言之颇有受其祚③者。《风土记》

七月七日取赤小豆，男吞一七粒，女吞二④七粒，令人毕岁无病。《韦氏月录》

七月七日晒曝华裳，无虫。同上

七月七日取蜘蛛网一枚，着衣领中，令人不忘。此出《四时纂要》。又按《墨子秘录》云：七夕日取蜘蛛阴干，内衣领中，令人不忘，记事多。

七月七日，取苦瓠瓤白，绞取汁一合，以酢一升，古钱七文和渍，微火煎之减半，以沫内眼眦中，治眼暗。《千金方》

七夕日，取乌鸡血点涂手面，三日灿白如玉，傅身亦三日，以温汤浴之。《墨子秘录》

七夕日，取露蜂蛹子百枚，阴百日令干，碾末，用蜜和涂之，可除奸黩⑤。同上

七夕日，取萤火虫二七枚，捻发自黑矣。同上

七夕日取百合根，熟捣，用新瓦器盛，密封，挂于门上，桂⑥阴干百日。拔白发，用药搽之，即生黑发矣。同上

---

① 几：原作"凡"，据《太平御览》卷三十一改。
② 天汉：即银河。原作"大汉"，据《太平御览》卷三十一改。
③ 祚（zuò 座）：福。
④ 二：原作"一"，据《韦氏月录》改。
⑤ 奸黩（gǎn dú 感毒）：黑点、黑斑。
⑥ 桂：疑衍。

七夕日取萤火虫、虾蟆、端午日鼠胆、伏翼①，和服半寸匕，三七日见鬼可与语，指伏宝矣。同上

七夕日，取赤腹蜘蛛于屋下，阴百日干，取涂足，可行水上矣。同上

七月十一日，取枸杞菜，煮作汤沐浴，令人光泽，不病不老。《云笈七签》

七月十五日中元日，可行道建斋，修身谢过。《正一修真旨要》

七月十五日，取佛座下土，着脐中，令人多智也。《四时纂要》

七月十五日收赤浮萍，用筲箕盛，故桶盛水，晒干为末。遇冬雷寒水，调三钱服，又用汉椒末抹浮萍擦身上，则热不畏寒。诗云：不傍江津不傍岸，用时须用七月半，冷水裹面下三钱，假饶铁人也出汗。《琐碎录》

当以七月十六日，去手足爪，烧作灰服之，即自灭，消九虫，下三尸。《云笈七签②》

七月二十二日沐，令发不白。《四时纂要》

七月二十五日浴，令人长寿。同上

七月二十五日早食时沐浴，令人进道。《云笈七签》

七月二十八日拔白，终身不白。《四时纂要》

七月五日，取富家中庭上泥灶，令人富。勿令人知。此出《本草》。又按《墨子秘录》云：七月内，取富家田中土涂灶，大富也。

七月食莼，上有烛虫害人。《白云先生杂忌》

七月食薤损目。同上

---

① 伏翼：即蝙蝠。
② 云笈七签：原作"云笈毛签"，据前文改。

七月收角蒿，置毡褥书籍中，辟蛀虫。《四时纂要》

七月之节，宜出衣服图书以曝之。《千金月令》

七月勿食獐、芰①，作蛲虫。《千金方》

七月勿食茱萸，伤神气。同上

七月勿食生蜜，令人暴下，发霍乱。同上

七月勿食菱肉，动气。《本草》

七月勿食雁，伤神。《孙真人食忌》

立秋日人未动时，汲井花水，长幼皆呷之。《吕公岁时杂记》

立秋日以秋水下赤小豆，云止赤白痢。同上

立秋日太阳未升，采楸叶②熬为膏，傅疮疡立愈，谓之楸叶膏。《琐碎录》

立秋日不可浴，令人皮肤粗燥，因生白屑。同上

立秋后五日，瓜不可食。《千金月令》

入秋小腹多冷者，用古砖煮汁服之，主哕气。又令患处熨之三五度，差。《本草》

七月中，暑气将伏，宜以稍冷为理，宜食竹叶粥。其竹叶粥法：取淡竹叶一握，栀子两枚（切），熬以水煎，澄取③渍，即细淅粳米，研取泔，下米于竹叶栀子汁中，旋点泔煮之，候熟，下盐花进之。《千金月令》

秋服黄芪等丸一两剂，则百病不生。《千金方》

秋不可食诸肺。《金匮要略方》

立秋后，宜服张仲景八味地黄丸。治男子虚羸，百疾众所不疗者。久服轻身不老，加以摄养，则成地仙。其方用：干地

---

① 芰（jì记）：菱。
② 楸（qiū秋）叶：楸木的叶子。
③ 取：疑为"去"。

黄半斤，干薯药四两，白茯苓二两，牡丹皮二两，泽泻二两，附子（炮）二两，肉桂一两，山茱萸四两（汤炮五遍），上捣筛，蜜为丸，如梧桐子大，每日空腹酒下二十丸。如稍觉热，即大黄丸一服，通轻①尤妙。此出《四时纂要》。又按《养生论》：内一味用熟干地黄。

秋三月早卧早起，与鸡俱兴。《黄帝素问》

秋七十二日，省辛增酸，以养肝气。《千金方》

秋日宜足脑俱冻。《云笈七签》

凡卧秋欲得头向西，有所利益。同上

秋初夏末，热气酷甚，不可于中庭脱露身背②，受风取凉。五脏俞穴并会于背，或令人扇风，或揎露手足，此中风之③源。若初染诸疾，便宜服八味丸，大能补理腑脏，驱御邪气。仍忌三白④，恐冲克药性。出《四时养生论》：其八味丸方已具在前，唯前方用干地黄，此方用熟干地黄。

八 月

八月一日以后，即微火暖足，勿令下冷，无生意。《千金方》

弘农邓绍，八月朝入华山，见一童子，以五色囊承取柏叶下露，露皆如珠子。亦云赤松先生取以明目。今八月朝，作眼明囊也。《续斋谐记》

八月三日宜浴。《四时纂要》

八月四日，勿市附足物，仙家大忌。同上

八月七日沐，令人聪明。同上

---

① 轻：《四时纂要》作"转"。

② 身背：原字版蚀，据《寿世保元》卷二补。

③ 此中风之：原字版蚀，据《寿世保元》卷二补。

④ 三白：唐人称萝卜、盐、饭为"三白"。

八月八日，以枸杞菜煮作汤沐浴，令人光泽，不病不老。《云笈七签》

八月八日不宜眠。《千金月令》

八月十日，四民并以朱点小儿头，名为天灸，以厌疾也。《荆楚岁时记》

八月十九日拔白，永不生。《四时纂要》

八月二十二日，日出时沐浴，令人无非祸。《云笈七签》

八月二十日，宜浴。《四时纂要》

八月辰日施钱一文，日倍还富①贵。《墨子秘录》

八月可食韭，并可食露葵。《千金月令》

八月勿食生蒜，伤人神，损胆气。

八月勿食葫，伤人神，损胆气，令人喘悸，胁肋气急。《千金方》

八月勿食姜，伤人神，损寿。同上

八月勿食猪肺及饴和食之，至冬发疽。同上

八月勿食鸡肉，伤人神气。同上

八月勿食雉肉，损人神气。同上。又云：八月建酉日食雉肉，令人短气。

八月食獐肉，动气。《本草》

八月勿食芹菜，恐病蛟龙瘕。发则似癫，面色青黄，小腹胀。同上

八月行途之间，勿饮阴地流泉。令人发疟瘴，又损脚令软。同上

仲秋宜增酸咸辛，以养肝气，无令极干，令人壅。《云笈七签》

---

① 还富：原字版蚀，据《钱通》卷三十补。

八月勿食生蜜，多作霍乱。同上

八月勿食生果子，令人多疮。同上

仲秋肝脏少气，肺脏独王，宜助肝气，补筋养脾胃。同上

八月起居以时，勿犯贼邪之风，勿增肥腥，令人霍乱。同上

八月勿食鸡子，伤神。《四时纂要》

八月宜合三勒浆，非此月则不佳矣。其法：用诃梨勒、毗梨勒、庵摩勒，以上并和核用，各三两。捣如麻豆大，用细白蜜一斗，以新汲水二斗熟调，投干净五斗瓷瓮中，即下三勒末①，熟搅，数重纸密封，三四日开，更搅。以干净绵拭去汗。候发定，即止，但密封。此月一日合，满三十日即成。味至甘②美，饮之醉人，消食下气。同上

八月阴气始盛，冷疾者宜以防之。《千金月令》

八月采楮实，水浸去皮瓤，取中子日干。仙方单服其实，正赤时取中子阴干，筛末，水服二钱匕，益久乃佳。《本草图经》

八月前，每个蟹腹内有稻谷一颗，用输海神，待输芒后，过八月方食。未经霜，有毒。《食疗本草》

秋分之日不可杀生，不可以行刑罚，不可以处房帷，不可吊丧问疾，不可以大醉。君子必斋戒，静专以自检。《千金月令》

九　月

九月九日采菊花，与茯苓、松柏脂丸服，令人不老。《太清诸草木方③》

九月九日，俗以茱萸插房头，言辟恶风，而御初寒。周处《风土记》

---

① 末：疑衍。

② 甘：原作"日"，据《遵生八笺》卷十三改。

③ 太清诸草木方：原作"太清诸草本方"，据史实改。

九月九日佩茱萸，食饵，饮菊花酒，令人长寿。《西京杂记》

九月九日以菊花酿酒，其香且治头风。《吕公岁时杂记》

九月九日天欲明时，以片糕搭儿头上，乳保祝祷云："如此云，百事皆高也。"同上

九月九日，收枸杞浸酒饮，不老，亦不发白，兼去一切风。《四时纂要》

九月九日菊花曝干，取家糯米一斗蒸熟，用五两菊花末，搜①拌如常酝法。多用细面麹，为候酒熟，即压之去滓，每暖一小盏服，治头风治旋。《圣惠方》

九月九日，真菊花末饮服方寸匕，治酒醉不醒。《外台秘要方》

九月九日，勿起床席。《金书仙志戒》

九月十六日，老子拔白日。《真诰》

九月十八日，忌远行，不达其所。《云笈七签》

九月二十日，宜斋戒沐浴，净念，必得吉事，天祐人福。同上

九月二十日，鸡三唱时沐浴，令人辟兵。同上

九月二十一日，取枸杞菜，煮作汤沐浴，令人光泽，不病不老。同上

九月二十八日，宜沐浴。《四时纂要》

九月之节，始服夹衣。阴气既衰，阳气未伏，可以饵补修之药。《千金月令》

九月中宜进地黄汤。其法：取地黄净洗，以竹刀子薄切，曝干，每作汤时，先微火熬，碾为末，煎如茶法。同上

九月食姜损目。此出《千金方》。又曰：九月勿食姜，伤人神，

---

① 搜：原作"溲"，据《证类本草》卷六改。

损寿。

九月勿食脾，乃是季月土旺在脾故也。同上

九月勿食犬肉，伤人神气。同上

九月食霜下瓜，血必冬发。此出《本草》。又孙真人云：食霜下瓜，成反胃病。

九月食獐肉，动气。同上

州县城及人家，九月内于戌地开坎，深三尺以上，埋炭五斤，或五十斤，或五百斤。戌火墓也，自然无火灾。《千金方》

秋季月末一十八日，省甘增咸，以养胃气。同上

秋季之月土王时，勿食生葵菜，令人饮食不化，发宿病。同上

季秋节约生冷，以防厉疾。勿食诸姜，食之成痼疾；勿食小蒜，伤神损寿，魂魄不安；勿食菜子，损人志气；勿以猪肝和饧同食，至冬成嗽病，经年不差；勿食鸦雉等肉，损人神气；勿食鸡肉，令人魂不安，魄惊散。《云笈七签》

季秋肝脏气微，肺金用事，宜增酸，以益肝气，助筋补血，以及其时。同上

九月十月，取章陆根三十斤，净洗，粗切长二寸许，勿令中风也。绢囊尽盛，悬屋北，六十日阴燥为末，以方寸匕水服之。旦先食服，十日见鬼，六十日使鬼取金银宝物，作屋舍，随意所欲，八十日见千里，百日身飞行，登风履云，肠化为筋，久服成仙矣。同上

十 月

十月一日宜沐浴。《四时纂要》

十月四日勿责罚人，仙家大忌。同上。又按《云笈七签》云：十月五日，勿责罚人也。

十月十日宜拔白。同上

十月十三日，老子拔白日。《真诰》

十月十四日，取枸杞菜，煮作汤沐浴，令人光泽，不病不老。《云笈七签》

十月十五日下元日，可行道建斋，修身谢过。《正一修真旨要》

十月十八日鸡初鸣时沐浴，令人长寿。《云笈七签》

十月上亥日，采枸杞子二升，采时面东摘。生地黄汁三升，以好酒二升于瓷瓶内，浸二十一日取出，研，令地黄汁同浸，搅之，却以三重封其头了，更浸，候至立春前三日开。已过，逐日空心饮一杯，至立春后，髭鬓变白①。补益精气，服之耐老，轻身无比。《经验后方》

十月上巳日，采槐子服之。槐者，虚星之精，去百病，长生通神。《太清草木方》

十月之节，始服寒服。《千金月令》

十月宜进枣汤。其枣汤法：取大枣，除去皮核，中破之，于文武火上翻覆炙，令香，然后煮作汤。同上

十月勿食猪肉，发宿病。《白云先生杂忌》

十月勿食椒，损心伤血脉。《千金方》

十月勿食生薤，令人多涕唾。同上

十月勿食被霜菜，令人面上无光泽，眼目涩痛。同上

十月不得入房，避阴阳纯用事之月也。同上

十月食獐肉，动气。《本草》

冬七十二日，省咸增苦，以养心气。《千金方》

---

① 白：疑为"黑"。

冬月勿以梨搅热酒而饮，令头旋不可枝梧①。《琐碎录》

冬不可食猪肾。《金匮要略方》

冬夜伸足卧，则一身俱暖。同上

冬夜卧，衣被盖覆太暖，睡觉张目，出其毒气，则永无眼疾。同上

凡卧，冬欲得头向西，有所利益。《云笈七签》

冬日宜温足冻脑。同上

孟冬早卧晚起，必候天晓，使至温畅，无泄大汗，勿犯冰冻，温养神气，无令邪气外至。同上

冬不用枕冷物、铁石等，令人眼暗。同上

冬月夜长及性热，少食温软物。食讫，摇动令消，不尔成脚气。同上

冬月食芋不发病，他时月不可食。《本草》

冬月不宜多食葱。同上

冬三月早卧晚起，必待日光。《黄帝素问》

冬服药酒两三剂，立春则止。终身常尔，则百病不生。《千金方》

冬月宜服钟乳酒。主补骨②髓，益气力，逐湿。其方用干地黄八分，菖藤一升，熬，别烂捣。牛膝四两，五加皮四两，地骨皮四两，桂心二两，防风二两，仙灵脾三两，钟乳五两，甘草汤浸三日，以半升牛乳瓷瓶中浸。炊于炊饭上蒸之，牛乳尽出，暖水净淘洗，碎如麻豆。上诸药，并细剉，布袋子贮，浸于三斗酒中，五日后可取饮。出一升，即入一升③，清酒量其药味，即出药。起十月一日，至立春止。忌生葱陈臭物。《四

---

① 枝梧：支持、支撑之意。

② 骨：原作"膏"，据《四时纂要》改。

③ 即入一升：原字无，据《四时纂要》补。

时纂要》

十一月

十一月十日、十一日拔白，永不生。《四时纂要》

十一月十一日，不可沐浴，仙家大忌。同上。并《云笈七签》，又按《千金月令》云：十一月，宜沐浴。

十一月十一日，取枸杞菜，煮作汤沐浴，令人光泽，不病不老。《云笈七签》

十一月十五日，过夜半时沐浴，令人不忧畏。同上

十一月十六日沐浴，吉。《四时纂要》

十一月勿食龟鳖，令人水病。同上

十一月勿食陈脯。同上。又按《千金方》云：十一月勿食经夏臭脯，成水①病，头眩阴痿。

十一月勿食鸳鸯，令人恶心。同上

十一月勿食生菜，令人发宿病。同上

十一月勿食生薤，令人多涕唾。《千金方》

十一月勿食鼠肉、燕肉，损人神气。同上

十一月勿食虾蚌著甲之物。同上

十一月食獐肉，动气。《本草》

十一月阴阳争，冬至前后各五日，别寝。《四时纂要》

十一月，取章陆根净洗，粗切，长二寸许，勿令中风也。绢囊尽盛，悬屋北②六十日，阴燥为末，以方寸匕水服之。旦先食服，十日见鬼，六十日使鬼取金银宝物，作屋舍，随意所欲，八十日见千里，百日身飞行，登风履云，肠化为筋，久服

---

① 水：原作"永"，据下文改。
② 北：原作"其"，据前文改。

成仙矣。《云笈七签》

仲冬勿以炎火炙腹背；勿食獐肉，伤人神魂；勿食焙肉，宜减咸增苦，以助其神气；勿食螺蚌蟹鳖等物，损人志气，长尸虫；勿食经夏黍米中脯腊，食之成水癖疾。同上

仲冬肾气正王，心肺衰，宜助肺安神，补理脾胃。无乖其时，勿暴温暖，切慎东南贼邪之风，犯之令人多汗、面肿、腰脊强痛、四肢不通。同上

十一月之节可以饵补药，不可以饵大热之药。宜早食，宜进宿熟之肉。《千金月令》

共工氏有不才子，以冬至日死，为疫鬼，畏赤小豆。故冬至日，以赤小豆粥厌之。《四时纂要》

冬至日钻燧取火，可去温病。《续汉书礼仪志》

冬至日，阳气归内腹中，热物入胃易消化。《养生要集》

冬至日勿多言，一阳方生，不可大用。《琐碎录》

每冬至日，于北壁下厚铺草而卧，云受元气。《千金方》

冬至日，取胡芦盛葱汁、根茎，埋于庭中，到夏至发之尽为水，以渍金玉银青石，各三分，自消矣。曝令干如饴，可休粮，久服神仙，名曰神仙消金玉浆，又曰金浆。《二洞要录》

仲冬之月，日短至阴阳争，诸生荡。君子斋戒处必掩身，身欲宁，去声色，禁嗜欲，安形性，事欲静，以待阴阳之所定。《礼记》

十二月

十二月一日宜沐浴。《云笈七签》

十二月二日宜浴，去灾。《四时纂要》

十二月三日宜斋戒，烧香念仙。《云笈七签》

十二月七日拔白，永不生。《四时纂要》

十二月八日沐浴，转除罪障。《荆楚岁时记》

十二月十三日夜半时沐浴，令人得玉女侍房。《云笈七签》

十二月十五日沐浴，去灾。《四时纂要》

十二月二十三日沐，吉。同上

十二月二十四日，床底点灯，谓之照虚耗也。《梦叶录》

十二月勿食牛肉，伤人神气。《千金方》

十二①月勿食生薤，令人多涕唾。同上。又按《云笈七签》云：季冬勿食生薤，增痰饮疾。

十二月勿食蟹鳖，损人神气。又六甲②食之，害人心神。同上

十二月勿食虾蚌著甲之物。同上

十二月勿食獐肉，动气。《本草》

十二月勿食脾，乃是季月土旺在脾故也。《千金方》

冬季之月土王时，勿食生葵菜，令人饮食不化，发宿病。同上

冬季月末一十八日，省甘增咸，以养肾气。同上

季冬去冻就温，勿泄皮肤大汗，以助胃气。勿甚温暖，勿犯大雪。是月肺脏气微，肾脏方王，可减咸增苦，以养其神。宜小宣，不欲全补。是月众阳俱息，水气独行，慎邪风，勿伤筋骨，勿妄针刺，以其血涩，津液不行。《云笈七签》

季冬勿食猪豚肉，伤人神气。勿食霜死之果菜，失人颜色。勿食自死肉，伤人神魂。勿食生椒，伤人血脉。同上

十二月癸丑日造门，令盗贼不敢来。《墨子秘录》

十二月上亥日，取猪肪脂，内新瓦器中，埋亥地百日，主

附

养生月览

二四九

---

① 二：原作"一"，据前文改。

② 六甲：代指孕妇。

痈疽，名膒脂①，方家用之。又一斤②脂，着鸡子白十四枚，更良。《本草》

宣帝时阴子方者，腊日晨炊，而灶神形见，子方再拜，以黄羊祀之。自是以后，暴至巨富。故后当以腊日祠灶。《搜神记》

岁暮腊，埋圆石于宅隅，杂以桃核七枚，则无鬼疫。《淮南万毕术》

腊夜持椒三七粒，卧井旁，勿与人言，投于井中，除温疫。《养生要术》

腊日挂猪耳于堂梁上，令人致富。《四时纂要》

腊日收猪脂，勿令经水，新器盛埋亥地百日，治痈疽。此月收亦得。同上。又按《孙真人食忌》云：腊月猪肪脂可煎膏用之。

腊月取皂角，烧为末。遇时疫，早起以井花水调一钱服之，必效差。同上

腊月勿歌舞，犯者必凶。《千金方》

腊月，空心用蒸饼卷板猪脂食之，不生疮疖，久服身体光滑。《琐碎录》

腊月取猪脂四两悬于厕上，入夏，一家即无蝇子。同上

腊月取活鼠，以油煎为膏，汤火疮，灭瘢疵极良。《本草图经》

腊后遇除日，取鼠头烧灰，于子地上埋之，永无鼠耗。《琐碎录》

腊月好合药饵，经久不暍③。《四时纂要》

腊月水日晒蘧席，能去蚤虱。《琐碎录》

腊月收雄狐胆。若有人卒暴亡，未移时者，温水微研灌入

---

① 膒（ōu 欧）脂：存放已久的油脂。

② 一斤：《本草》作"一升"。

③ 暍（yē 噎）：热。

喉，即活。常须预备救人，移时即无及矣。《续传信方》

腊月好合茵陈丸，疗瘴气、时疫、温黄等。若岭表行，此药常须随身。其方用茵陈四两，大黄五两，豉①心五合，熬令香，恒山三两，栀子仁三两（熬），芒硝三两，杏仁三两（去皮尖），熟研后入之，鳖甲二两（炙，去膜），酒及醋涂，炙巴豆一两（去皮心）熬，别研入之。上九味捣筛，蜜和为丸。初得时气，三日旦饮，服五丸如梧桐子大。如人行十里，或利或汗或吐，或不吐不汗利等，更服一丸，五里久不觉，即以热饮促之。老小以意酌度。凡黄病、痰癖、时气、伤寒、痎疟、小儿热欲发痫，服之无不差。疗瘴神效，赤白痢亦效。春初一服，一年不病。忌人苋、芦笋、猪肉。收瓶中，以蜡固瓶口，置高处，逐时减出。可三二年一合。《四时纂要》

腊月取青鱼胆，阴干。如患喉闭及骨鲠，即以胆少许口中含，咽津即愈。《齐人千金月令》

十二月暮日，掘宅四角，各埋一大石，为镇宅，主灾异不起。《本草》

十二月三十日，取枸杞菜，煮作汤沐浴，令人光泽，不病不老。此②出《云笈七签》。又按《四时纂要》云：三十日浴，吉，去灾也。

十二月晦日前两日、通晦三日，斋戒烧香、静念，仙家重之。《四时纂要》

十二月晦日日中，悬屠苏沉井中令至泥，正月朔日平晓出药，置酒中煎数沸，于东向户中饮之。屠苏之饮，先从小起，多少自在。一人饮一家无疫，一家饮一甲无疫。饮药酒得三朝，

---

① 豉：原作"肢"，据《四时纂要》改。
② 此：原作"四"，据文义改。

还滓置井中，能仍岁饮，可世无病。当家内外有井，皆悉着药，辟温气也。其方用大黄十六铢，白术十八铢，桔梗十五铢（去芦头），蜀椒十五铢（去目），桂心十八铢（去皮），乌头六铢（炮，去皮脐），芦笋十二铢，上七味㕮咀，绛袋盛之。出《和剂局方》。一方又有防风一两（去芦头）。

岁暮日，合家发投井中，咒曰："勒使某甲家口眷。"竟年不患伤寒，辟却五瘟鬼。《墨子秘录》

岁除夜，积柴于庭，燎之辟灾而助阳气。《四时纂要》

岁除夜，空房中集众，烧皂角，令烟不出，眼泪出为限，亦辟疫气。《吕公岁时杂记》

除夜，戒怒骂婢妾，破坏器皿，仍不可大醉也。《琐碎录》

岁除夜，集家中所不用药，焚之中庭，以辟疫气。《吕公岁时杂记》

除夜，神佛前及厅堂房园，皆明灯至晓，主家宅光明。《琐碎录》

岁夜，于富家田内取土泥灶，主招财。同上

岁除夜四更，取麻子、小豆各二七粒，家人发少许，投井中，终岁不遭伤寒温疫。《鱼龙河图》

除夜五更，使一人堂中向空扇，一人问云："扇甚底？"答云："扇蚊子。"凡七问乃已，则无蚊虫也。《琐碎录》

校注后记

　　《养生类纂》是集学术研究和居家保健于一体的一部小型类编性养生专著。它摘录了 220 余种古代著述中的养生理论和实用知识，这些著作涉及经史子集各类文献。作者将众多前人关于养生保健部分的理论与方法归类编次，分门别类，条理清晰，简明实用。

　　一、关于《养生类纂》之"类纂"

　　全书养生总叙在前，后分列及天文、地理、人事、屋寓、服章、食馔、羽禽、毛兽、鳞介、米谷、果实、果蔬、草木、服饵等 14 部类，涉及养生理论及导引、适时、起居、食疗、服药等具体方法，内容全面，资料丰富，繁简得宜，条理清晰，简明实用，乃集南宋以前养生之大成者。书后附作者另一部养生书籍《养生月览》2 卷，可供读者循月查览养生方法。

　　二、作者生平与成书背景

　　周守忠，又名守中，字榕庵、松庵，钱塘（今浙江杭州）人。周氏博览古今，兼通医理，另著有《养生月览》《历代名医蒙求》《姬侍类偶》等。

　　周守忠的《养生类纂》成书于南宋嘉定十三年（1220），时值中国历史上经济发达、文化繁荣、科技发展、对外贸易、对外开放程度较高的一个王朝。由于统治阶级的需求及江浙一带经济的繁荣，人们对养生、保健的意识尤为增强；富商贵族凭借雄厚的财力资本，资助和发展医学教育，医家辈出，涌现了一批重要的中医养生医家和著作，如宋·陈直《养老奉亲书》等。周守忠之《养生类纂》就是在这样的背景下纂集而成。

三、版本调查与校勘注释情况

1. 版本调查情况

据《中国中医古籍总目》记载，《养生类纂》现存较全的版本有三种，一是谢颍刻本，二是寿养本，三是格致本。经核实，上述版本可归为两种，即本次研究中关于本书的记载能查阅与使用到的两种，一是谢颍刻本，二是寿养本，而所谓格致本与寿养本均为明代胡文焕刊行，两者字体格式完全一致，当是分别印刷于两部丛书的同一个雕版。三种版本可分二十二卷本与二卷本两个系统，谢本为二十二卷，寿养本与格致本均为胡文焕所编校，都为二卷。

与二十二卷本相比较，二卷本的内容较少，其实是二十二卷本的残本。按古代书目记载，原书应是二十二卷，二卷本是经胡文焕整理之后形成。所以，最早且内容最完全的版本是谢颍刻本。

2. 校勘注释情况

经核实考证，谢颍刻本来源于明代初刻，抄录工整，字形清晰，错误较少，故选择其作为此次校注整理的底本。寿养本与格致本多处漫漶，错讹较多，且缺少食馔部与羽禽部的内容，故作为主校本。其他相关养生医书，如《古今医统大全》卷九十九和卷一百之《养生余录》《食治通说》等为参校本。

谢颍刻本虽有抄本、翻刻本或影印本问世，但大多为繁体，不但现代一般读者难以阅读，且年代久远，磨损在所难免，字迹时有难以辨认，故不经校注整理，则非文献专业人士无法直接阅读，因而整理再版，是当务之急。本次校勘以理校和他校为主，对底本之脱误、损坏之处进行了校勘，对有关疑难字词进行了必要的诠注，并以简体汉字、现代句读重新排版，便于阅读。

四、《养生类纂》的主要内容与学术特点

此书是一部类编性著作，书中取宋以前诸家养生之论说，摘录了220余种古代著述中的养生知识，记载养生须知，既有四时养生之论，又有趋吉避祸之谈；既有调摄阴阳之理，又有戒食养生之法，兼有药方服饮指南。因此，参考文献广泛，为此书之主要特点。

谢颍刻本为二十二卷。前三卷为"养生部"，分别以"总叙养生上、中、下"为标题，提出了养生的原则与各种注意事项，是本书最为重要的内容。如"人生而命有长短者，非自然也，皆有将身不谨，饮食过差，淫泆无度，忤逆阴阳，魂神不守，精竭命衰，百病萌生，故不终其寿""百病横夭，多由饮食""体欲常劳，食欲常少，劳无过及，少无过虚""善摄生者，卧起有四时之早晚，兴居有至和之常制，筋骨有偃仰之方，闲邪有吞吐之术，流行营卫有补泻之法，节宣劳逸有与夺之要"等，这些不止是养生延寿妙言，亦是修身处世高论。此书的基本观点是"生病起于过用"，因此主张要劳逸适度，认为"摄生之道，莫若守中，守中则无过与不及之害"。

卷第四"天文部"与卷第五"地理部"针对自然界一些事物与现象，提出养生的禁忌。主张要尊重天地自然，顺应四时气候变化，遇到风雨雾露等异常气候要避之有时。卷第六、七、八、九、十为"人事部一、二、三、四、五"，提出日常养生与个人卫生，如"大汗勿偏脱衣""坐卧莫当风""沐浴后不得触风寒"等，以及老人、小儿、乳母、妊妇、产妇、病人等特殊人群的养生注意事项。卷第十一，没有标题名，内容为屋寓住

房的选址、座向、建设等风水学问及环境卫生问题，强调住处应趋吉避害，如"凡宅不居当冲口处""沟渠通浚，屋宇洁净无秽气，不生瘟疫病"等。卷第十二为"服章部"，论述各种有利或不利于养生的衣着服饰的材料与方式，如"虎豹皮不可作茵褥""衣服不宜买而衣之"等。卷第十三之后，均为饮食养生的内容。卷第十三、十四为食馔总叙，卷第十三主要讲主食，卷第十四主要为副食。卷第十五至二十二为羽禽、毛兽、鳞介、米谷、果实、果蔬、草木、服饵等八部，分别论述各类食品的养生注意事项，以饮食所忌为主，参以饮食所宜的内容。

当然，囿于时代的局限，该书所辑录的部分论述和方法，如"服玉屑""服松脂"及头垢合丸等等，在今天看来并不科学，但择善而行，仍有较高的借鉴价值。

五、文献学价值

《养生类纂》尽管篇幅不大，但征引文献十分丰富，作为中国现存最早的汇编类养生专著，其文献价值不可忽视。

《养生类纂》保存了如《大有经》《老子养生要诀》《养生集》《罗公远三峰歌》《保圣纂要》《会稽典录》《墨子秘录》《食禁方》《龙鱼河图》等佚文资料，便于后人了解研究这些佚书的内容。它还继承了古代类书的优点，在征引文献时皆一一注明出处，方便后人考证核查，对于了解古代文献很有价值。

总 书 目

I

本　草

V